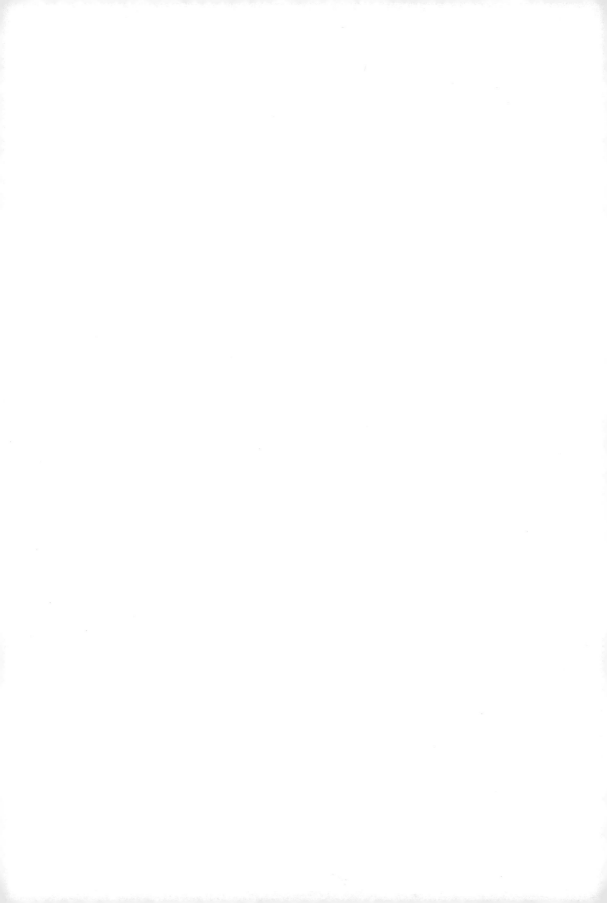

妇幼疾病诊疗及康复护理

张京晶　陆晓英　陈　明　主　编

汕头大学出版社

图书在版编目（CIP）数据

妇幼疾病诊疗及康复护理 / 张京晶，陆晓英，陈明
主编. -- 汕头 ：汕头大学出版社，2021.8
ISBN 978-7-5658-4397-6

Ⅰ．①妇… Ⅱ．①张… ②陆… ③陈… Ⅲ．①妇产科
病－诊疗②小儿疾病－诊疗③妇产科病－护理④小儿疾病
－护理 Ⅳ．①R71②R72③R473

中国版本图书馆CIP数据核字（2021）第153346号

妇幼疾病诊疗及康复护理
FUYOU JIBING ZHENLIAO JI KANGFU HULI

主　　编：张京晶　陆晓英　陈　明
责任编辑：汪艳蕾
责任技编：黄东生
封面设计：梁　凉
出版发行：汕头大学出版社
　　　　　广东省汕头市大学路243号汕头大学校园内　　邮政编码：515063
电　　话：0754-82904613
印　　刷：廊坊市海涛印刷有限公司
开　　本：710mm×1000 mm　1/16
印　　张：12.5
字　　数：210千字
版　　次：2021 年 8 月第 1 版
印　　次：2022 年 9 月第 1 次印刷
定　　价：198.00 元

ISBN 978-7-5658-4397-6

编委会

前 言 *Preface*

随着现代医学的迅速发展，妇幼保健及疾病防治技术有了新的突破，对妇儿疾病的诊断和治疗，也由过去由临床医生的个人经验决定向基于专业共识的循证指南指导下进行转变。妇产科、儿科疾病的诊疗技术有了突飞猛进的发展，同时也推动了妇产科、儿科专业各个领域迈向了新的高峰。妇幼保健及疾病防治工作体现了一个国家社会文明程度和经济发展水平。保护妇女和儿童的健康，提高居民身体素质是当今社会普遍关注的问题。

本书主要介绍了女性生殖道炎症、妇科内分泌疾病、正常分娩及异常分娩、儿童常见症状和体征鉴别、婴幼儿意外伤害的防护与处理等内容。

本书着重理论联系实际，基础联系临床，内容新颖、实用，并就相关护理理论与实践做了相应论述。妇幼保健涉及临床医学学科范围较广，内容和要求也各有不同，需要在实际工作中不断完善。由于编写人员水平所限，书中不足之处敬请读者批评指正。

编 者

目　录

CONTENTS

第一章 女性生殖道炎症

第一节 阴道炎

阴道分泌物异常（量、色泽、气味、性状），有灼热、疼痛、瘙痒、窥器检查时见有阴道充血、出血点，甚至有破溃等，称为阴道炎。也有少数无症状，但白带检验异常，也可诊断为阴道炎。正常女性虽也有一定量的阴道分泌物，但分泌物清亮、透明、无味，不引起阴道及外阴异常或刺激症状。

一、阴道微生态评估或鉴别阴道炎

（一）pH 测定

阴道 pH 测定最常用且简便的是使用 pH 试纸测定,幼女期阴道 pH 7.2 ~ 8.0,呈中性或碱性，正常健康女性为 3.8 ~ 4.4,妊娠期 pH 降低，围绝经期及绝经期为 6.0 ~ 7.5。

（二）形态学检测

经革兰染色镜检，可初步识别病原体，必要时可做培养，常同时做药物敏感试验，有利于治疗用药参考。常见阴道病原体检查可见阴道毛滴虫、念珠菌、阿米巴滋养体，或革兰阴性球菌和杆菌等。此外，还有菌群密度、菌群多样性、优势菌染色镜检，寻找线索细胞等。

线索细胞检测为取阴道分泌物置玻片上，加数滴生理盐水均匀混合，通过革兰染色，在油镜下找线索细胞。线索细胞即阴道复层扁平上皮脱落的表层细胞，其边缘黏附大量颗粒状物，致细胞边缘原有棱角消失。线索细胞存在即是诊断细菌性阴道病的依据。

细菌性阴道病诊断常采用 Amsel 临床诊断标准：

（1）阴道均质、稀薄分泌物，常黏附阴道壁。

（2）线索细胞存在。

（3）阴道 pH > 4.5。

（4）胺试验阳性。

（5）上述 4 项中有 3 项阳性即可临床诊断为细菌性阴道病。但也有严格标准，认为找到线索细胞是诊断本病的必备条件。

（三）功能检查

功能检查包括乳杆菌功能检测、过氧化氢（H_2O_2）酶检测、阴道清洁度和 Nugent 评分均可反映乳杆菌的多少及其功能水平。阴道乳杆菌也有 10 余种之多，产生 H_2O_2 的乳杆菌对阴道致病菌的定居、增殖，以及维持阴道微生态有重要作用，产生 H_2O_2 的乳杆菌占优势的女性，患各种阴道炎的机会则少。

常用的阴道清洁度检查是取阴道分泌物做涂片，显微镜观察，根据视野所见白细胞（或脓细胞）、上皮细胞、乳杆菌、杂菌多少分为 I ~ IV 度。清洁度 I 度指涂片中以上皮细胞为主，白细胞或脓细胞 0 ~ 5/HP，阴道乳杆菌为主，杂菌无或仅少许；随度数增高，则上皮细胞减少，白细胞或脓细胞逐渐增多，乳杆菌减少，杂菌逐渐增多；IV 度时涂片中上皮细胞仅少许，白细胞或脓细胞 > 30/HP，乳杆菌几无或仅少许，而杂菌则明显增多，所以从简单易行的白带清洁度即可知晓乳杆菌的多寡，其与阴道炎症的关系。

Nugent 评分可了解阴道内菌群分布，也系阴道分泌物涂片总积分 = 乳杆菌 + 加德纳菌和类杆菌 + 染色不定弯曲小杆菌。积分 0 分标识乳杆菌为主，未见细菌，随积分增加乳杆菌少，若 4 分时乳杆菌几无，而加德纳菌和类杆菌占绝大多数，30 个以上细菌形态型。

（四）阴道分泌物酶活性测定

有关阴道分泌物酶活性测定有乳酸脱氢酶（LDH），是乳杆菌合成的一种胞外酶，对细菌性阴道病符合率 82%，萎缩性阴道炎符合率 76%，假丝酵母菌阴道炎、滴虫性阴道炎符合率差；透明质酸酶在各种阴道炎时此酶活性持续升高；脯氨酸氨肽酶是细菌性阴道病诊断使用较广泛的一种酶，特异性、敏感性＞80%，萎缩性阴道炎诊断灵敏度为95%；唾液酸苷酶（SNA）是细菌性阴道病诊断的主要有用的酶；白细胞酯酶（LE）检测衣原体和淋病奈瑟球菌敏感度54%～97%；胱氨酸蛋白酶对滴虫性阴道炎诊断特异性92%；门冬氨酶（ASP）在所有阴道念珠菌感染分泌物中均可检测ASP。

（五）胺类测定

阴道炎症时分泌物中可检测大量单胺、腐胺、尸胺等。取阴道分泌物少许置玻片上，加入10%氢氧化钾溶液1～2滴，立即嗅到一种鱼腥味为胺试验阳性，多提示有细菌性阴道病存在。

二、治疗原则

治疗原则：可参考2015年美国CDC有关阴道炎治疗要点可供参考。

（一）细菌性阴道病（BV）

1. 诊断

Amsel标准，4项中至少3项。

2. 治疗

甲硝唑500mg，口服，每日2次，连服7日；或0.75%甲硝唑软膏5g，阴道上药每日1次，用药5日；或2%克林霉素膏5g，阴道上药每日1次，共7日。

3. 替代方案

替硝唑2g，口服1次，服2日；或替硝唑1g，口服，每日1次，服5日；或克林霉素300mg，口服，每日2次，服7日；或选用克林霉素栓。

治疗期间避免性接触，正确使用避孕套，阴道冲洗增加复发机会。

（二）滴虫性阴道炎

1. 最好预防

避孕套，不推荐阴道冲洗。

2. 诊断

悬滴法。

3. 治疗

甲硝唑 2g 单剂，顿服。不推荐局部用甲硝唑胶。

4. 替代方案

甲硝唑 500mg，口服，每日 2 次，连服 7 日。

性伴同时处理，可增加治愈率。妊娠：可用甲硝唑治疗。

（三）外阴阴道假丝酵母菌病

局部咪唑类比制霉菌素好，2% 布康唑软膏 5g，阴道上药，每晚 1 次，共 3 次；或 1% 克霉唑霜 5g，阴道置药，每晚 1 次，共 7 ~ 10 次；或 2% 克霉唑霜 5g，阴道置药，每晚 1 次，共 3 次；或 2% 咪康唑霜 5g，阴道置药，每晚 1 次，共 7 次；或 4% 咪康唑霜 5g，阴道置药，每晚 1 次，共 3 次。

外阴阴道假丝酵母菌病为非性接触传播，不推荐常规性伴治疗。真菌性阴道炎强调巩固治疗。

（四）支原体感染

支原体与获得性免疫缺陷综合征、自发流产、产后感染、新生儿感染、早产、绒毛膜羊膜炎、盆腔炎、宫颈炎、阴道感染有关。

治疗：红霉素、罗红霉素、阿奇霉素，一般不超过 14 天。

（五）泌尿生殖道沙眼衣原体感染

通过尿液、宫颈管、阴道拭子诊断，有肛交者直肠沙眼衣原体感染通过直肠拭子诊断。

1. 治疗

阿奇霉素 1g 单次顿服或多西环素 100mg，每日 2 次，共 7 日。

2. 替代方案

红霉素碱 500mg，口服，每日 4 次，共 7 日；或琥乙红霉素 800mg，口服，每日 4 次，共 7 日；或氧氟沙星 300mg，口服，每日 2 次，共 7 日；或左氧氟沙星 500mg，口服，每日 1 次，共 7 日。

（六）淋病奈瑟球菌感染

成年女性（NG 淋病奈瑟球菌）感染症状不典型，多在盆腔炎时才被发现，以致输卵管瘢痕，引起不孕或异位妊娠。推荐每年有感染风险的高龄女性进行淋病筛选：诊断核酸扩增试验（NAATs），宫颈拭子、阴道拭子，以及尿液 / 直肠、咽喉、结膜标本，培养法。革兰染色涂片：镜下可见大量中性细胞，多个中性细胞内有数量不等的革兰氏阴性双球菌。淋病者也应测定 CT、梅毒、HIV。

1. 治疗

头孢菌素 + 阿奇霉素，不推荐喹诺酮类（因耐药菌株出现）。单纯宫颈、尿道、直肠淋病奈瑟球菌感染者可用头孢曲松钠 250mg 单次肌内注射 + 阿奇霉素 1g 单次顿服。单剂：头孢曲松钠 500mg 肌内注射；或头孢西丁 2g 肌内注射 + 丙磺舒 1g 单次顿服；或头孢噻肟 500mg 肌内注射。

2. 替代方案

头孢克肟 400mg+ 阿奇霉素 1g 单次顿服；或多西环素 100mg，口服，每日 2 次，共 7 日。

第二节　宫 颈 炎

一、子宫颈非特殊性炎症

子宫颈是阻止病原体进入内生殖器的一个重要防线，但它本身却受着各种致病因素的侵袭而发生炎症。宫颈炎可分为急性与慢性两种，以慢性宫颈炎为常见。

（一）急性宫颈炎

没有慢性炎症成分的急性宫颈炎是罕见的。急性宫颈炎可由宫颈损伤、分娩或流产后、不适合的子宫托或阴道内塞棉球等异物引起，也可由冲洗引起的化学性刺激引起。急性宫颈炎主要致病菌有葡萄球菌、链球菌、肠球菌等，引起化脓性感染，另因机械性的刺激或损伤、性生活不洁、阴道冲洗、各种阴道炎症、阴道异物等导致病原体侵入引发炎症。急性宫颈炎未及时治疗可能引起上行性感染而致急性或慢性盆腔炎。

宫颈炎目前多指急性感染，大多患者无症状，有症状者主要表现阴道分泌物增多，呈黏液脓性，可引起外阴瘙痒和灼热感。也可出现月经间出血、性交后出血、白带内带血等症状，也可有尿急、尿频等。

诊断时于宫颈取材用棉拭子时肉眼见脓性分泌物或黏液脓性分泌物，擦拭时易诱发出血。分泌物涂片见白细胞增多。采用革兰染色、淋病奈瑟菌培养、核酸检测、酶联免疫吸附、杂交技术等对病原体可行检测。

宫颈炎本身不会引起癌前病变和宫颈癌，但若有高危型 HPV 感染，且持续不消退，则应重视和相应进一步诊治。

常见的淋病奈瑟菌和衣原体累及宫颈管内膜腺体，为沿内膜表面扩散的浅表感染。链球菌、肠球菌等可直接引起急性宫颈炎或继发于子宫内膜感染。链球菌及葡萄球菌侵入宫颈较深，进入宫颈的淋巴通道，可引起盆腔蜂窝织炎。

急性宫颈炎由于宫颈间质水肿和血供增加，致宫颈增大，坚实，呈红色。组织学所见，黏液产生增加，多核白细胞穿过黏膜的游动进入宫颈管腺，随后进入子宫颈阴道部的鳞状上皮。间质被多核白细胞广泛浸润，且水肿。宫颈鳞状上皮有脱落，内膜腺体分泌亢进。鳞状上皮基膜为多核白细胞浸润，重度时中性白细胞可浸入表层内。重症病例可发生脓肿形成和灶性溃疡。

临床表现：急性宫颈炎的主要症状是白带过多，脓性，其他症状可伴有腰背痛、盆部下坠感，以及尿急、尿频等排尿症状。有的患有性交痛。亦可有轻度体温升高。检查宫颈充血，肿大，有脓性白带从宫颈口流出，量多，特别是淋病奈瑟菌感染。同时要注意是否同时患有子宫内膜感染。

治疗：使用抗生素全身治疗。急性宫颈炎不宜做电灼等治疗，否则可使炎症扩散，导致弥漫性盆腔蜂窝织炎。

（二）慢性宫颈炎

慢性宫颈炎是指宫颈的慢性炎症，是非常普通的，远较急性宫颈炎为多见。特别在生育年龄女性中多见，已婚经产妇中绝大部分有慢性宫颈炎。初潮前和绝经后罕见。在大多数病例中轻度甚至中度慢性宫颈炎的组织学诊断却没有临床意义。

广泛变异的病原体在具有慢性炎性证据的宫颈中被分离出来，肠道微生物是十分普通的，支原体和阴道滴虫也常见。它们的存在并不是必须看作原发感染的作用，而可能是改变了阴道和宫颈的内环境。

慢性非特异性宫颈炎的组织学改变，至少一部分由于局部改变了宫颈的环境。小的裂伤、阴道 pH 和菌丛的改变可能提供了慢性感染的机会。修复组织水肿和纤维化的反应损伤了宫颈管内膜隐窝的引流，促使感染持续存在。

慢性宫颈炎多见于分娩、流产或手术损伤宫颈后，病原体侵入而引起感染。临床多无急性过程的表现。

病原体主要为葡萄球菌、链球菌、大肠埃希菌及厌氧菌。此外，衣原体及淋病奈瑟菌感染也应引起注意。宫颈阴道部的鳞状上皮层厚，对炎症的抵抗力强；而宫颈管黏膜柱状上皮层薄，抵抗力弱。病原体侵入宫颈黏膜，即柱状上皮所覆盖的部分，加之宫颈管黏膜皱襞多，病原体潜藏此处，感染不易彻底清除，往往形成慢性宫颈炎。

1.临床表现

慢性宫颈炎的主要症状是白带增多。由于致病原因各异，病变的范围及程度不同，白带的量、性质、颜色及气味也不同，可呈乳白色黏液状，或淡黄色脓性，伴有息肉形成时，易有血性白带或性交后出血。当炎症沿骶骨韧带扩散到盆腔时，可有腰骶疼痛，盆腔部下坠痛。黏稠脓性白带不利于精子通过，可致不孕。

慢性宫颈炎最常见的伴发病变为宫颈糜烂。慢性宫颈炎在治疗前应先做宫颈刮片细胞学检查，以排除早期宫颈癌或宫颈上皮内瘤变（CIN）。慢性宫颈炎以局部治疗为主，包括物理治疗、药物治疗和手术治疗，详见下文宫颈糜烂的治疗。

慢性宫颈炎有时可伴有急性炎症变化。从病程发展和组织形态所见应属于慢性宫颈炎同时伴有急性炎症变化。

2.慢性宫颈炎伴发宫颈糜烂

宫颈糜烂是妇科临床最常见的一种病变。表现为宫颈外口周围表面呈红色且粗糙，与正常宫颈阴道部的淡红色且光滑不同。糜烂区并非都是真性糜烂，因它的表面为宫颈管内膜柱状上皮所覆，所看到的是宫颈管内膜组织。由于宫颈管内膜上皮只有单层柱状细胞，因此间质内血管的红色就显示出来。

（1）临床症状：宫颈糜烂是宫颈慢性炎最常见的伴发病变，其症状同慢性宫颈炎，可有白带增多，有时为血性血带，症状严重时可有腰骶部疼痛及盆腔部下坠感。

（2）诊断：检查时可见宫颈有不同程度的糜烂。根据糜烂面积的大小可分为3度。

①轻度指糜烂面＜整个宫颈面积的1/3。

②中度指糜烂面占整个宫颈面积的1/3～2/3。

③重度指糜烂面占整个宫颈面积的2/3以上。

根据糜烂的深浅程度可分为单纯型、颗粒型和乳状型3型。诊断宫颈糜烂时应同时表示糜烂面积和深浅。宫颈糜烂与宫颈上皮内瘤变或早期宫颈癌从外观上难以鉴别，须常规做宫颈刮片细胞学检查，必要时做活检以明确诊断。

（3）治疗：避免分娩时或器械损伤宫颈，产后发现宫颈裂伤应及时缝合；定期妇科检查，发现宫颈炎症予以积极治疗。治疗宫颈糜烂以局部治疗为主，可采用物理治疗、药物治疗及手术治疗，而以物理治疗最常用。

3. 宫颈外翻

接近外口的颈管内膜向宫颈外口突出，呈颈管内膜外翻，暴露，呈红色。它可以发生于宫颈裂伤后，或因宫颈管内膜炎，使内膜充血水肿，也可由于雌激素高使宫颈管黏膜肿胀而外翻者。临床所见很像宫颈糜烂，但外翻内膜可见纵向皱襞，与糜烂不同。

引起原因除去后，外翻可以恢复，若产伤致宫颈裂伤，则需修补。而对治疗宫颈糜烂的方法则无效。

4. 宫颈息肉

宫颈息肉是慢性宫颈炎的一种病理改变类型。一般是指宫颈内膜长出的赘生物，故又称宫颈内膜息肉。少数来自宫颈阴道部。大多数宫颈息肉属于炎性刺激引起，在慢性宫颈炎时，宫颈内膜表面上皮、腺体和间质增生，使宫颈管的皱襞肥大而突出，渐渐向外生长并垂悬而成为息肉。

（1）临床表现：宫颈息肉多见于生育年龄、围绝经期甚至绝经后，以40～60岁经产女性多见。

大多无症状，仅在妇科检查时发现或绝经后阴道出血，也可引起白带增多，易有点滴状不规则阴道出血或性交后出血，白带内带血，也可引起不规则阴道出血。特大宫颈息肉国内也有报道，阴道口脱出肿块，紫红色、质软、无痛，可用手回纳，但按压腹部即可见阴道口有肿块脱出。

宫颈息肉的大小、形态各异，小的还不足半颗米粒大小，大的可如拇指，通常如绿豆、赤豆、黄豆或蚕豆大小，质软，大多表面光滑，大多有蒂，个别蒂较粗。一般为单颗，也可是多颗。

息肉绝大多数为良性，罕有恶变。文献报道为 0.2% ~ 0.4%。

（2）鉴别：息肉病理组织类型有数种，肉眼难以区分，常须病理鉴别。

①腺瘤样型：以宫颈内膜腺体增生为主，肉眼可见息肉较苍白，质地软。

②腺囊肿型：此类体积较大。

③肉芽型：息肉色红，质软，实质部分以肉芽组织、毛细血管等，也是宫颈内膜慢性炎症肉芽修复组织生长过程中向外突出所致。

④血管瘤样型：临床症状有月经后少量点滴阴道出血，触之易出血，息肉呈鲜红色。

⑤鳞形化生型：息肉周围覆盖复层鳞状上皮，有鳞形化生。

⑥纤维型：息肉间质为纤维结缔组织，很少见腺体，质地较硬，有时有成纤维细胞增生，应与葡萄状肉瘤的息肉组织区别。

⑦息肉蜕膜反应：常见妊娠合并息肉时多见，宫颈息肉内口的间质细胞可转化为蜕膜细胞，也应与蜕膜息肉相鉴别，早期妊娠子宫峡部内膜蜕膜组织局部生长突出到宫颈管，也可有 A–S 现象或微腺型增生过长。

⑧高位宫颈息肉：主要是息肉生长于子宫峡部或高位颈管处。

⑨子宫或子宫内膜恶性病变：也有少数宫颈息肉是由子宫或子宫内膜恶性病变逐渐生长，且可在宫颈外口所见，也误认为宫颈息肉，如子宫肉瘤、子宫米勒肉瘤、胎盘部位滋养细胞肿瘤息肉型、子宫内膜癌累及宫颈者。

⑩有蒂肌瘤：个别也应与子宫黏膜下有蒂肌瘤鉴别。

（3）处理：外观息肉形态大多相似，只是大小不同，但病理上也有着多种类型，故息肉摘除后均应送病理检查，不能随便弃之。通常宜将摘除的息肉放入 95% 乙醇（酒精）或 10% 甲醛溶液小瓶或塑料袋内送检。

（4）治疗原则

①宫颈息肉均应摘除，送病检若恶变者宜再做相应处理。

②也可采用宫颈物理治疗。

③蒂粗大者，切除基底宜电灼。

④息肉摘除后宜定期随访，有复发、再发可能。

⑤妊娠期合并宫颈息肉者通常在孕 12 周后摘除，除非是出血量多或疑有恶变者宜及时处理。

宫颈息肉大部分来自宫颈管内膜长出的赘生物，故又称宫颈内膜息肉。

5. 子宫颈潴留囊肿

子宫颈潴留囊肿又称 Nabothian 囊肿，它系宫颈管内膜腺体颈部狭窄或阻塞后单纯性扩张而形成的。慢性炎症致腺上皮鳞化和上皮下间质的纤维化对狭窄和阻塞也有关系。

肉眼观察宫颈表面突出多个青白色小囊泡，如圆丘状，内含无色胶冻样物。若囊肿感染时，则外观呈白色或淡黄色小囊泡。位于较深部的囊肿可不表现出来，直到宫颈因其他原因切除时才发现。临床一般无特殊症状。治疗方法参照慢性宫颈炎。

二、子宫颈特殊炎症

（一）子宫颈病毒感染

流行病学和分子生物学研究表明，病毒以性传播方式感染女性生殖道。宫颈是病毒容易侵犯的部位。人乳头状病毒（HPV）、单纯疱疹病毒（HSV）及巨细胞病毒（HCMV）是感染宫颈的常见病毒，除引起宫颈组织的炎症外，这些病毒在宫颈不典型增生和宫颈癌的发生和发展过程中扮演着极其重要的角色。

1. 宫颈湿疣

宫颈湿疣是由于人乳头状瘤病毒（HPV）感染所致，并通过性接触而传染。好发于年轻女性。约有 20 余种 HPV 亚型与人类生殖道感染有关。其中 HPV6、11 型主要引起尖锐湿疣病变，而 HPV16、18、31、35、39、45、51、52、56 型等则可引起宫颈良性肿瘤、不典型增生及宫颈癌。

宫颈湿疣通常导致宫颈局部丘疹性或斑疹性病变，即以扁平状多见；向外生长成菜花状、乳头状的尖锐湿疣和向内生长的倒生性湿疣均较少见。扁平湿疣呈斑片状，粗糙面如苔藓，因此临床表现不显著，故又称为亚临床乳头瘤病毒感染和不典型湿疣。

对于有宫颈不典型增生者，应进行阴道镜检查，宫颈活检，刮取宫颈管组织，排除浸润癌，再决定治疗方案。

宫颈湿疣的治疗：应进行局部破坏性治疗，如电烙、冷冻、激光治疗等。合并妊娠时，宜在孕 3 个月前进行局部破坏性治疗，以避免分娩时发生合并症。

若妊娠已足月合并较大的宫颈湿疣则宜进行剖宫产术，以防止产后出血。另外，使用避孕套有助于预防 HPV 感染。

2. 宫颈单纯疱疹病毒感染

单纯疱疹病毒（HSV）是一种含双链 DNA 的病毒，可分为 HSV–Ⅰ型和 HSV–Ⅱ型。Ⅰ型和Ⅱ型的病毒的碱基序列有 50% 是同源的，一般认为，感染女性生殖道的疱疹病毒属于Ⅱ型，并且主要通过性生活传播，密切接触也是重要的传播途径，感染后主要引起生殖器皮肤黏膜的疱疹样改变。

单纯疱疹病毒感染，HSV–Ⅰ型和 HSV–Ⅱ型均可发生在宫颈，当 HSV 感染患者有异常阴道分泌物增多时，其原因通常是宫颈的浅表溃疡引起的。宫颈病变引起水样的、血性血清样排泄物。

HSV–Ⅱ型感染，患者可无症状，或为外阴或阴道疼痛性疱疹，疱疹以后可转化为溃疡、坏死，甚至菜花状生长，犹如癌肿。

感染与自然流产中病态胚胎及胚胎死亡有关，且与宫颈癌的发生有关。较多的宫颈癌患者中检出Ⅱ型疱疹病毒抗体，而在其他组织有 0 ~ 20% 提示宫颈癌和疱疹病毒的关系。

近年来，对 HSV 感染最广泛和最有效的治疗是应用无环鸟苷类药物阿昔洛韦，在大多数情况下选用口服。可选用核苷类似物——阿糖腺苷，但疗效不如阿昔洛韦。此外，使用膦甲酸可能亦对 HSV 有效，也可选择或加用 α–干扰素。对于重度宫颈糜烂者，可采用 α–干扰素加激光、冷冻、电灼或微波治疗。

3. 宫颈巨细胞病毒感染

巨细胞病毒（HCMV）感染在女性生殖道以宫颈最为敏感。多呈不显性感染和潜伏性感染。

近年来对 HCMV 形成了一些实验室早期、快速诊断方法，诸如 HCMV 早期抗原（EA）检测、核酸杂交、PCR 等，并在此基础上发展起来 HCMV 感染的定量检测方法，如病毒血症、抗原血症的定量检测，标本中 HCMVDNA 的定量 PCR 检测等。由于体液中病毒 DNA 先于病毒感染的临床症状或血清学证据的出现，故 PCR 技术可作为 HCMV 感染的早期指标。另外，由于 PCR 敏感性高，可从含极少量病毒颗粒的外周血检出病毒 DNA。

HCMV 感染不产生明显症状，因而不容易被察觉，此病毒能通过胎盘侵袭胎儿或经阴道侵袭胎儿或经阴道分娩时感染新生儿。宫内感染可引起流产、胎死宫内、早产、发育障碍、畸形（如小头、耳聋、失明）、智力障碍等。

目前使用的抗病毒药物对 CMV 感染尚缺少实际应用价值。

（二）沙眼衣原体宫颈炎

沙眼衣原体所引起的生殖道感染已成为性传播疾病中最常见的一种，甚至比淋病更多见。沙眼衣原体常与淋病奈瑟菌混合感染。沙眼衣原体只感染黏膜柱状上皮及移行上皮，而不向深层侵犯。

沙眼衣原体的发病机制被认为是一种免疫介导反应。在性传播疾病患者和不孕症患者中感染率更高。

在一些特定因素下更易患病，如 20 岁以下性生活活跃女性沙眼衣原体感染率比年龄大的女性高 2 ~ 3 倍。性伴侣的数目多及经济和卫生条件差的女性也与高沙眼衣原体感染率有关。妊娠女性宫颈沙眼衣原体感染率为 2% ~ 24%。

在女性生殖道感染中以宫颈内膜感染最多见。从宫颈内膜逆行向上累及子宫内膜和输卵管内膜。

孕妇感染后在分泌时可感染新生儿的眼和肺。临床上子宫颈有黏液脓性分泌物者，阳性检出率达 34% ~ 63%，肉眼检查宫颈肥大，充血，有黏液性脓性白带，也可完全无症状。镜下可见病灶在鳞状上皮交界处即移行带，该处细胞适合于沙眼衣原体寄生。

临床上除可引起宫颈管炎外，还可引起急性尿路综合征（尿急、尿频、尿痛、无菌尿）及前庭大腺炎。若沿宫颈黏膜上行感染而致盆腔炎，表现为持续性发热，月经过多，阴道不规则出血，下腹痛。由于输卵管黏膜被炎症所破坏，可导致异位妊娠及不孕不育的后果。

沙眼衣原体感染后可引起早产、胎膜早破及低体重出生儿，新生儿经阴道分娩受感染，发生沙眼衣原体结膜炎及衣原体肺炎。

对沙眼衣原体感染的诊断主要依靠实验室检查。

1. 细胞学检查

取宫颈管分泌物做涂片，用 Giemsa 染色查包涵体，方法简便，诊断迅速。

2. 细胞和组织培养

细胞和组织培养分离沙眼衣原体敏感性达 70%～90%。细胞培养仍是目前对其他非培养方法检测沙眼衣原体的室性标准。

3. 用酶联免疫吸附法或单克隆抗体免疫荧光

用酶联免疫吸附法或单克隆抗体免疫荧光直接涂片，检测宫颈上皮细胞内沙眼衣原体抗原，具有较高的敏感性和特异性。

4.PCR 技术

PCR 技术在沙眼衣原体测定中的应用也具有敏感性和特异性高的特点。

5. 核酸杂交

核酸杂交（DNA 探针）用于沙眼衣原体的检测具有更准确、更经济的方法。

沙眼衣原体感染的病例可使用四环素、盐酸多西环素片、红霉素治疗；对红霉素不耐受者，可用阿莫西林，阿奇霉素也有效，氧氟沙星是治疗衣原体感染等有效的喹诺酮类药。对于急性输卵管炎患者可选用大剂量氨苄西林。

第三节　子宫体炎症

一、子宫内膜炎

子宫内膜炎是妇科常见疾病，分急性子宫内膜炎及慢性子宫内膜炎两种。急性子宫内膜炎常见且多合并子宫体炎（子宫肌炎）。

（一）急性子宫内膜炎

1. 临床表现

临床表现与病原体的毒力、机体抵抗力有关。

（1）轻型：病原菌毒力低，机体抵抗力强时表现为轻型。由于宫腔有开口通向阴道，有利于炎性分泌物向阴道引流，故临床表现以局部反应为主，多见于厌氧性链球菌或大肠埃希菌引起的感染。可有发热，体温多数不超过 38.5℃，脉搏稍快，下腹隐痛及压痛，月经期间表现还有经量增多、经期延长、月经淋漓不净等症状。宫颈口可见脓性或血性分泌物流出，如为厌氧菌感染则有臭味，双合诊检查子宫有压痛。如为流产后或产褥期，子宫不能按正常时间复原。如未能及时处理则子宫内膜炎有可能向肌层发展成为子宫肌炎，并可进一步发展为输卵管卵巢炎、盆腔腹膜炎、盆腔结缔组织炎、盆腔静脉炎，甚至可发展成为败血症。

（2）重型：分娩或流产后所发生的急性子宫内膜炎，由于宫腔内有较大的创面或部分胎盘残留或因细菌毒力强而表现为严重的临床表现。多见于 A 组 β-溶血性链球菌引起的感染。以全身症状为主，如有寒战、高热、头痛、脉搏细数、下腹疼痛、白细胞增多等现象，甚至有迅速引发中毒性休克综合征的可能性，而局部症状与体征则可能不明显。

2. 诊断

根据病史、症状、体征及实验室检查可做出初步诊断。在最初做妇科检查时应同时做病原学检查及药敏试验，以便及时调整最初的经验性抗菌药物用药。

（1）宫腔分泌物培养：需严格消毒及无菌操作，用无菌棉签通过宫颈管，取宫腔分泌物做细菌培养及药敏试验。目前细菌培养的阳性率较低，一方面与妇科医师取材方法有一定关系，另一方面是因为厌氧菌的感染。厌氧菌的培养对标本采集、运送的要求较特殊，且目前我国多数医院未开展厌氧菌培养的实验室工作。故并不能认为细菌培养阴性就是没有细菌生长。

（2）宫颈管分泌物培养：取之前应先用无菌棉球擦去宫颈外口的分泌物，将棉签伸入宫颈口内约 1cm，并向左右旋转，持续 1 分钟。取出棉签时切勿触及外阴及阴道壁，以防污染。培养结果可作为子宫内膜炎病原菌参考。

（3）阴道后穹隆穿刺：取盆腔液或脓液做细菌培养，培养结果可作为参考，因经穿刺所发现的细菌有可能是阴道污染菌而非真正的致病菌。

（4）血液细菌培养：对较严重的感染患者，应做血液培养检查，如能培养出细菌，则应认为是致病菌，因其受到污染的机会较少。

（5）分泌物涂片：取阴道、宫颈管分泌物做直接薄层涂片，干燥后革兰染色。如果宫颈分泌物外观正常并且阴道分泌物镜检无白细胞，则子宫内膜炎诊断成立的可能性不大。如宫颈分泌物涂片在多形核白细胞内见到革兰阴性双球菌，则为淋病奈瑟菌感染。沙眼衣原体的镜检可采用荧光素单克隆抗体染色，凡在荧光显微镜下观察到一片星状闪烁的荧光点即为阳性。

（6）血常规、C-反应蛋白、红细胞沉降率、白细胞总数升高，中性粒细胞比率增加。血清中的C-反应蛋白检测有助于早期诊断。

3. 鉴别诊断

急性子宫内膜炎可能继发或合并子宫肌炎、双侧附件炎症及盆腔腹膜炎症，故需与急性阑尾炎、输卵管妊娠流产或破裂、卵巢囊肿蒂扭转、黄体破裂等急腹症相鉴别。

4. 治疗

（1）针对病因治疗：胎盘残留或不全流产应适当清除，宫内安放节育器者应尽快取出。

（2）全身治疗：卧床休息，给以高蛋白流质饮食或半流质饮食，取头高足低位，以利于子宫腔内分泌物的排除和局限化；应补充液体，纠正水和电解质紊乱，高热时给予物理降温。

（3）抗菌药物治疗。

（二）慢性子宫内膜炎

慢性子宫内膜炎是当急性子宫内膜炎治疗不彻底，机体防御机制受损，或病原体对药物不敏感并作用时间过长而发生子宫内膜慢性炎性反应。育龄期女性子宫内膜有生理上的周期性剥脱，而子宫腔又可通过宫颈口向外开放，有利于分泌物的引流，故慢性子宫内膜炎并不常见，症状亦不甚明显。

1. 临床表现

慢性子宫内膜炎大多症状轻微，全身症状不明显。约有20%的患者可以完全无症状。患者可表现为不规则月经或子宫出血；下腹痛或坠胀感；白带增多。少数患者可有低热。老年女性表现为阴道内黄水样白带或为血性白带，绝经后阴

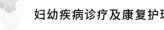

道出血，量一般不多。妇科检查子宫可无明显增大，可有轻压痛。

2. 诊断

因慢性子宫内膜炎无特异性的临床表现，所以确切的诊断应是组织病理诊断。诊断性刮宫术，不仅为慢性子宫内膜炎提供诊断依据，也为子宫异常出血提供诊断依据。绝经后女性应注意老年性阴道炎合并慢性子宫内膜炎，注意与宫颈癌或子宫体恶性肿瘤进行鉴别诊断。

3. 治疗

（1）去除诱因。如疑有胎盘、胎膜残留者，如无急性出血，可给抗菌药物治疗 3 ~ 5 天后做刮宫术清除可能残留的胎盘、胎膜组织，手术操作应轻柔，避免炎症扩散。术后可给予雌孕激素人工周期治疗，短时间修复子宫内膜。对黏膜下子宫肌瘤及子宫内膜息肉，根据情况做相应处理。放置的宫内节育器在做刮宫术时宜同时取出。

（2）对绝经后女性，做诊断性刮宫术时注意扩张宫颈口以利引流。当诊断性刮宫术确诊为慢性子宫内膜炎后可给予小剂量雌激素，使子宫内膜增厚，增强子宫内膜的抗感染能力。同时，在此基础上可加用孕激素，使内膜剥脱。

（3）抗菌药物的应用同急性子宫内膜炎。

二、子宫腔积脓

患急性或慢性子宫内膜炎，但子宫腔部分粘连或宫颈管阻塞致宫腔内炎性分泌物不能外流或引流不畅而积聚在宫腔，即可形成宫腔积脓，脓液被吸收后由渗出物替代而形成宫腔积液；或慢性子宫内膜炎、宫腔炎性渗出物中坏死白细胞（脓细胞）较少，一开始即表现为宫腔积液。此病多见于绝经后女性。

（一）临床表现

症状差别较大。慢性子宫内膜炎逐渐形成的宫腔积脓或积液，可以无明显症状。有些则有发热、腹痛、下腹下坠感、腰背酸痛等症状，绝经后女性如宫颈管引流不畅可表现为绝经后阴道分泌物增多，分泌物呈浆液性、脓性或血性。

妇科检查可表现为子宫增大，质地软，有触痛，宫旁组织有时会有增厚。

（二）诊断

1. B 型超声检查

B 型超声检查提示子宫腔内可探及液性暗区，宫腔低回声或无回声中兼有散在的点片状强回声。

2. 用探针探查宫腔

探针通过宫口时可感到阻力，探入后会有脓液从宫口流出，即可诊断宫腔积脓。

3. 宫腔积液检测

如宫腔积液为脓性，应将脓液做细菌培养及药敏试验，若为肿瘤或放疗后宫腔内积液，应行细胞涂片检查，并尽量取出组织送病理检查，以排除肿瘤复发。必要时诊断性刮宫术取子宫内膜组织做病理检查，以了解有无恶性病变。

4. 宫腔镜检查

融诊断与治疗于一体，可直接观察宫腔及子宫内膜，对于膜性粘连或纤维束粘连所致宫腔积脓，可在宫腔镜下分离或剪除；而对于结缔组织致密粘连则需在 B 超或腹腔镜监护下行电切分离术，术后放置宫内节育器或蛋白胶防止再粘连而积脓。

5. 注意患者是否合并宫颈癌、子宫内膜癌、输卵管癌等恶性病变。

（三）治疗

1. 治疗最有效的办法是扩张子宫口使脓液充分流出。

2. 术后给予抗菌药物治疗。

3. 老年女性可给予单周期雌激素、孕激素序贯治疗，以修复子宫内膜，增强子宫内膜抗感染能力，并可防治刮宫术后宫腔粘连致宫腔积脓复发。

4. 长期反复宫腔积脓可能诱发或合并子宫内膜癌，故如老年女性反复发生宫腔积脓，非手术治疗效果不佳，或子宫＞孕 8 周，或合并盆腔肿物如卵巢肿瘤者，可行子宫及双附件切除术。

第四节　盆腔炎性疾病

盆腔炎性疾病（PID）指女性上生殖道的一组感染性疾病，主要包括子宫炎症，可局限于 1 个部位，也可同时累及数个部位。

盆腔炎性疾病多发生在性活跃期、生育期女性，但由于绝经后老年女性生殖系统发生了一系列变化，仍存在一定的发病条件且可见一些较严重的病例。以输卵管卵巢积脓较为常见，本节主要介绍输卵管卵巢脓肿。

一、临床表现

下腹痛及发热是本病的典型症状。轻者无症状或症状轻微，部分患者下腹痛较轻，无发热表现，仅有阴道分泌物增多等不典型症状而容易被忽视。患者可先出现发热，然后自觉下腹疼痛；也可能两种症状同时出现，发热前可有畏寒及寒战。少数患者可伴有肠道及膀胱刺激症状，表现为腹胀、便秘、腹泻、粪便中有黏液、排尿困难、尿频、尿痛等，也可有大量脓性阴道分泌物。

病情轻重不一，患者体征差别较大，轻者无明显异常发现，仅妇科检查发现宫颈举痛或子宫压痛或附件区压痛。严重者呈急性病容，体温增高，心率加快，下腹部有压痛、反跳痛及肌紧张，甚至出现腹胀，肠鸣音减弱或消失。妇科检查可见阴道充血，大量脓性分泌物，可有臭味；宫颈充血、水肿，宫颈口可见脓性分泌物流出。穹隆部有触痛，宫颈举痛，子宫体正常大小或稍增大，有压痛，活动受限；双侧附件区压痛明显，可触及增粗的输卵管或输卵管卵巢脓肿的包块；必要时行三合诊检查协助进一步了解盆腔情况，有时直肠子宫窝处触及张力较高的囊性包块，压痛明显，若包块破入直肠或膀胱，大小便时可见脓液，破溃后脓肿包块可缩小。

二、诊断

根据病史、症状、体征及实验室检查即可做出初步诊断。但由于输卵管卵巢炎性疾病的临床表现差异较大，影响了临床诊断的准确性，也可通过以下有效的辅助检查手段协助诊断，早期并准确地诊断，及时治疗，减少并发症的发生。

（一）血液检查

血常规检查中白细胞计数明显增高，中性粒细胞增高为主并伴有核左移；红细胞沉降率明显增高；血培养呈现阳性结果。

（二）后穹隆穿刺

抽取后穹隆穿刺液进行涂片、细菌培养及药敏试验。

（三）B 超检查

B 超检查可见盆腔或后穹隆囊性包块，初步了解包块大小、性质及包块与周围脏器的关系。

（四）CT 或 MRI 检查

CT 或 MRI 检查可进一步了解包块大小、性质及包块与子宫、盆腔器官、后腹膜等脏器的关系。

（五）腹腔镜检查

腹腔镜检查对于盆腔炎性疾病诊断准确率较高，通过腹腔镜检查不仅可以明确诊断，还可以在病灶处取得分泌物做病原体培养和药敏试验，进而使用敏感的抗菌药物进行合理有效的治疗。

三、治疗

主要为抗菌药物治疗，必要时手术治疗。通过抗菌药物治疗，可以清除病原体，改善症状体征，减少并发症及后遗症。经过恰当的抗菌药物治疗，多数盆腔炎性疾病可以治愈。

（一）对症治疗

轻症患者可以注意休息，适量多饮水；对于一般情况较差的重症患者，可给予半卧位卧床休息，高能量易消化流质及半流质饮食，伴有高热的患者可给予静脉补液防止水、电解质平衡失调并进行物理降温，对于疼痛、腹膜刺激征严重的患者，可进行止痛对症治疗，但禁止使用吗啡及哌替啶等强效镇痛药。注意尽量避免不必要的妇科检查以免引起炎症扩散。

（二）抗菌药物的使用

一般需要根据药敏试验结果选用抗菌药物，但在获得实验室结果之前初始治疗多数根据经验选择抗菌药物。使用的抗菌药物应涵盖需氧菌、厌氧菌、革兰阳性菌及革兰阴性菌，多选择广谱抗菌药物并联合用药。抗菌药物的使用时间10～14天为1个疗程，根据药敏结果，及时更换抗菌药物。

（三）手术治疗

主要用于抗菌药物治疗效果不满意的患者。手术主要指征如下。

1. 药物治疗无效

输卵管卵巢脓肿经抗菌药物治疗48～72小时，体温持续不降，患者中毒症状加重或包块增大者，应及时手术，避免脓肿破裂。

2. 脓肿持续存在

经药物治疗后病情有所好转，继续控制炎症2～3周，包块仍未消失并已局限化，应手术切除避免日后急性发作。

3. 脓肿破裂

患者突然出现腹痛加剧、寒战、高热、恶心、呕吐、腹胀，体格检查腹部拒按或有中毒性休克表现，应考虑脓肿破裂。一旦怀疑脓肿破裂，需立即在抗菌药物治疗的同时行开腹探查术。

手术可根据患者具体情况及要求选择经腹手术或腹腔镜手术。对于双侧附件受累或输卵管卵巢脓肿反复发作的老年女性，在能耐受手术的情况下，建议行子宫及双附件切除术；对于极度衰弱的危重患者，手术范围按具体情况决定。若盆腔脓肿位置低、突向阴道后穹隆时，可行阴道后穹隆切开术同时注入抗菌药物，术后放置引流管。最近有报道，对抗菌药物治疗 72 小时无效的输卵管卵巢脓肿，可在超声引导下采用经皮引流术。

此外，还可以通过中医药对输卵管卵巢脓肿进行治疗，使用抗炎、活血化瘀药物治疗效果较好。

第五节　老年女性的生殖道结核

一、外阴及阴道结核

外阴及阴道结核是会阴部或阴道结核分枝杆菌感染引起的一种极罕见的疾病，在生殖道结核中仅占不到 2%，多由子宫及宫颈的结核蔓延引起，也可继发于肺部、消化系统、胸腹膜的结核感染血行传播，发生于免疫缺陷病毒感染、血液或全身恶性肿瘤、慢性肾衰竭、控制不佳的 I 型（胰岛素依赖型）糖尿病、营养不良的老年人群，患者一般症状不典型，常首先被认为是外阴恶性肿瘤而接受治疗。

（一）临床表现

外阴结核表现为增生型及溃疡型。增生型患者与外阴象皮肿极其相似，外阴局部肥厚增生。溃疡型患者则于外阴部出现经久不愈的溃疡，常见于小阴唇或前庭黏膜。病变可向外扩散至会阴、尿道及肛门，部分可形成瘘管、溃疡与窦道，有大量的脓性或浆液性分泌物流出，局部可有触痛。局部淋巴结常肿大，或继发外阴及下肢淋巴水肿。外阴局部的摩擦或刺激可诱发疼痛。阴道结核与外阴结核表现类似，病变初期可见局部浸润、肿大，而后形成阴道多发性溃疡。溃疡为黄色基底或白色肉芽肿性结节，可伴有颗粒状突起，但基底不深，边界尚清楚，局部可有触痛。溃疡愈合后则形成瘢痕组织致阴道狭窄。部分患者有结核的全身一般表现，如疲劳、消瘦、盗汗、食欲缺乏及体重减轻等，但往往不典型。

（二）诊断

老年女性患者外阴部发现慢性溃疡或象皮样肿块，怀疑有结核病史者，需考虑外阴及阴道结核可能，确诊需靠局部分泌物涂片找结核分枝杆菌及活组织检查，病理特点为找到结核结节及干酪样坏死，可伴有肉芽组织增生。

（三）治疗

1. 全身治疗

详见后文生殖道结核的规范药物治疗。

2. 局部治疗

保持清洁干燥，避免继发感染；病变范围较小，可一次切除者，应在全身抗结核治疗的基础上做局部病灶切除。

3. 手术治疗

目前较少采用，一般于抗结核治疗效果不佳或耐药时选择手术，术前一般采用 1～2 个月抗结核药物治疗，以避免手术时感染扩散。术后根据结核活动情况及手术是否彻底行后续抗结核治疗。若病灶切除彻底，无其他器官感染结核者，术后再给予抗结核药物巩固 12 个月即可。

二、子宫颈结核

子宫颈结核在临床上亦为罕见，占女性生殖器结核的 5%～15%，大多于生育年龄出现，而绝经后女性约占 25%。子宫颈结核大多由输卵管及子宫内膜结核蔓延而得，因其患病率低，又无明显临床症状，故极易漏诊、误诊，尤其容易与宫颈癌混淆。

（一）临床表现

绝经后女性可表现为阴道流液或不规则阴道出血，特点为脓血性白带，宫颈可见不规则的表浅溃疡，边缘锐利，质地脆，可伴有干酪样坏死，基底部呈灰黄色，高低不平，有接触性出血，某些患者可表现为菜花样或乳头状及结节样增生，白带刺激可引起外阴瘙痒及阴道炎症。阴道镜下检查可见。

1. 溃疡型

溃疡型较多见，宫颈表面组织增生水肿，凹凸不平，表面可覆盖一层白色坏死组织，一般无异型血管增生。

2. 乳头型

乳头型较少见，宫颈表面呈乳头状糜烂，组织水肿，质地脆，触之易出血。

3. 间质型

间质型较罕见，常为血行播散所致，结核粟粒样病变入侵宫颈纤维肌肉组织，使其增大变硬。

4. 宫颈黏膜型

宫颈黏膜型由子宫内膜结核直接蔓延而致，病变局限于颈管内。

前两型临床常见，后两型容易漏诊。

（二）诊断

对绝经后阴道出血患者，若有结核病史，需考虑宫颈结核可能。子宫颈或宫颈管刮（涂）片做常规细胞学检查偶有发现上皮样细胞，行抗酸染色寻找抗酸杆菌，但阳性率低，取宫颈刮出物或腹腔液做结核分枝杆菌检查可用聚合酶链反应PCR，方法快速、简便，但可能出现假阳性。因其极易误诊为宫颈恶性肿瘤，故病理学检查宫颈活检是确诊宫颈结核极为重要的手段之一。常规对宫颈糜烂的患者行多点活检，必要时行宫颈管及子宫内膜诊刮，病理确诊的依据为子宫颈间质中发现上皮样细胞。

（三）治疗

1. 全身治疗

详见生殖道结核的规范药物治疗。

2. 手术治疗

子宫颈结核一般采用药物治疗手段，但若抗结核效果不佳甚至病情进展或复发，合并生殖器官其他部位结核或盆腔包块，或合并生殖器官肿瘤者可选择手术治疗，对于老年女性可同时行子宫全切加双附件切除术。

三、子宫内膜结核

子宫内膜结核占女性生殖器结核的 50% ~ 60%，来源于肺或腹膜结核，大多经血行感染，经由输卵管蔓延而来，在女性内生殖器结核中，仅次于输卵管结核，病程缓慢而隐蔽。其主要侵犯子宫内膜，常累及内膜基底层，病变早期可见内膜充血水肿，散在少量肉芽肿性结节，随着病情进展可出现表浅溃疡及干酪样坏死，进而大部分内膜层遭到破坏，甚至侵及肌层，形成瘢痕，使宫腔粘连、变形、缩小。因其在月经期随经血可引起子宫内膜重复感染，使病程迁延，故多见于育龄期女性。有学者认为绝经后的子宫内膜萎缩，血供减少，不适宜结核生长，但绝经后仍有结核性的子宫内膜炎发生，原因尚不明确，因无内膜周期剥脱的特点，结核菌直接侵入肌层，病变较严重。近年来绝经后女性的子宫内膜结核呈增多趋势，且有合并宫颈癌及子宫内膜癌的个案报道，需引起临床医师注意。

（一）临床表现

绝经后的结核性子宫内膜炎症状不典型且不明显，起病较缓慢，最常见的症状为阴道出血，但也仅占所有绝经后阴道出血的 1% 左右，其次为下腹痛及白带增多、宫腔积脓，常常难以与一般炎症感染区分，可以同时伴有疲劳、低热、食欲缺乏、消瘦、乏力等结核病的全身症状。

（二）诊断

1.妇科检查

多无明显变化，偶可触及形态不规则的子宫，活动可正常，也可因粘连受限，若合并有盆腔结核，可触及盆腔包块或伴有压痛。

2.诊断性刮宫

病理检查是诊断子宫内膜结核的金标准，但因大多数病例无典型特征，仅依靠该方法诊断较困难，标本中若发现典型的结核结节，即可确诊，阴性患者可间隔 2 ~ 3 个月重复，术前 3 天及术后 4 天给予链霉素每日 0.5 ~ 1.0g，肌内注射，防止刮宫引起结核灶扩散，也不影响诊刮结果。刮宫时应全面刮取，注意深度，两侧宫角及宫底部内膜不可遗漏，若宫腔小而坚韧，无组织物刮出，则需结合临床病史及症状做进一步检查。

3. X 线检查

行胸部 X 线片及消化道、泌尿系统 X 线检查有助寻找原发灶。盆腔 X 线平片若发现局部孤立钙化灶，提示有盆腔淋巴结结核。

4. 子宫输卵管造影

子宫输卵管造影是诊断结核的首选方法，其可呈现多种影像，特异性的改变如宫腔狭小、锯齿状改变、串珠样积脓、单角子宫、T 形子宫等；非特异性改变，如子宫内膜炎、宫腔积脓、宫腔粘连、内膜不均等。结合上述改变及合并有输卵管相关病变，可考虑为子宫内膜结核。

5. 宫腔镜检查

宫腔镜检查有直观、准确，直视下取内膜组织送检病理准确性高的优点；缺点是膨宫剂加压可能造成活动性结核扩散的风险，且老年女性子宫萎缩，若合并严重的结核引起的宫腔粘连致宫腔严重变形，难以扩张和分离宫腔，宫腔镜检查结果往往不满意，且宫腔穿孔的风险较大。

6. 其他诊断的方法

腹腔镜检查、超声检查、结核菌素试验等，但检出率较低。

（三）治疗

1. 全身治疗

详见生殖道结核的规范药物治疗。

2. 手术治疗

抗结核治疗效果佳，绝大多数均可治愈，但以下情况可考虑行手术。

（1）子宫内膜广泛破坏，抗结核药物治疗无效者。

（2）多种药物耐药，疾病迁延不愈。

（3）怀疑合并生殖道肿瘤患者。

（4）子宫异常出血，药物控制疗效差者。

对于绝经后女性手术范围的选择基本没有争议，原则上以全面清除病灶为宜，必要时可行子宫全切加双侧附件切除。若盆腔结核病变导致广泛致密粘连，不应勉强进行手术造成不必要的损伤，术后行抗结核治疗 3 ~ 6 个月，必要时二次手术。

四、输卵管结核

输卵管结核占女性生殖器结核的 90% ~ 100%，主要见于 20 ~ 40 岁的女性，在绝经后女性人群中较少见，主要由生殖道外转移多见，近年来发病率呈上升趋势。病程缓慢，症状不明显，潜伏期可达 1 ~ 10 年，多数患者发现时，原发病灶已经痊愈。其主要由肺结核经血行感染输卵管传播，一般累及双侧输卵管，以壶腹部最易受累，越靠近子宫处感染越轻，但可下行至子宫内膜；其次为腹膜结核直接蔓延波及；淋巴传播及逆行感染情况少见。

输卵管结核主要有两种类型病理改变。

第一，渗出型：以急性或亚急性渗出为主，渗出物为浆液性草黄色液体，聚集于盆腔，输卵管黏膜破坏明显，坏死肿胀粘连，管壁炎性增厚，大量干酪样物质及渗液不能外溢致管腔膨胀。

第二，增殖粘连型：病理变化以增生、粘连为主，进展缓慢。管壁增厚，粗大僵硬，伞端肿胀，管腔内狭窄阻塞，管口闭锁或烟斗状外翻，见干酪样坏死物渗出。黏膜皱襞发生广泛肉芽肿反应及干酪样坏死灶，纤维组织增生，使输卵管与邻近脏器发生广泛致密粘连。病理切片找到结核肉芽肿即可确诊。

（一）临床表现

不同于年轻女性的输卵管结核患者以不孕为主要就诊原因，老年女性患者往往以下腹痛为主要就诊原因，为病变引起的广泛粘连或结核性输卵管卵巢脓肿所致，若病变累及子宫内膜，可出现不规则阴道出血及白带异常等表现，严重者可有午后低热、乏力、消瘦等结核活动期全身症状。

腹部检查一般无阳性体征，若输卵管积水明显，与周围脏器粘连，可于下腹扪及形状不规则的实质性包块，边界不清，活动欠佳或固定。伴有腹膜结核时可出现腹部压痛及揉面感；伴有腹水时可出现移动性浊音阳性体征。妇科检查时病变初期无明显阳性体征。病变发展可扪及双侧输卵管增粗、变硬，表面不平，呈结节状或串珠状，可有压痛；形成包裹性积液时可于子宫一侧扪及囊性包块，易误诊为卵巢囊肿；若结核病变累及盆腔内组织时间较长，可扪及盆腔内大片硬化似"冰冻骨盆"。

（二）诊断

老年女性症状不明显者，需询问有无结核病史及结核接触史，病程缓慢，一般抗炎治疗效果欠佳的双侧附件炎症需考虑结核可能。

1. 实验室检查

血常规检查可见白细胞计数不高，而淋巴细胞增多，红细胞沉降率增快，结核菌素试验阳性，针对相关体液如腹水、宫腔分泌物、子宫内膜等做结核菌培养。

2. X 线检查

X 线检查同子宫内膜结核，主要用于寻找原发病灶。

3. 盆腔 B 超

盆腔 B 超可作为输卵管结核的初筛检查，表现为盆腔包块或输卵管积水，有时合并腹水，与卵巢癌类似，较难鉴别，诊断率较低。近年来有主张行超声造影增加诊断率，典型表现为输卵管周围环状增强，在一定程度上与盆腔恶性肿瘤相鉴别。

4. 子宫输卵管碘油造影

子宫输卵管碘油造影是诊断盆腔结核最常用及最有价值的检查手段之一，可以发现 45% ~ 94% 的结核患者。典型表现有以下几方面。

（1）输卵管多处狭窄，串珠样显影，外观细小僵直。

（2）输卵管远端阻塞，以壶腹部及狭部交界处为主，可见充盈缺损。

（3）宫腔重度狭窄或变形，边缘不规则呈锯齿状。

（4）碘油进入宫壁间质或渗入宫旁淋巴结、静脉丛。

若上述征象存在，结合临床基本可确诊输卵管结核，若造影正常，基本可排除结核的存在。操作前需行结核药物治疗 1 周以防扩散，若已经确诊结核，无须行子宫输卵管碘油造影，防止结核播散。

5. 病理检查

怀疑合并有子宫内膜结核时行诊断性刮宫或宫腔镜下内膜活检，病理发现结核病变为确诊依据，合并腹水时，行腹水结核分枝杆菌培养、抗酸染色找结核分枝杆菌有助诊断。

6. 腹腔镜检查

腹腔镜下盆腔结核分为 4 种类型：粘连钙化型、粘连包块型、结节硬化型及粟粒样腹水型。其形态学特点如下。

（1）输卵管僵硬、肿胀、纤曲，与周围组织粘连成块。

（2）以输卵管为中心形成盆腔广泛多层次粘连。

（3）发现结核特异性病理改变，如粟粒样结节、干酪样坏死块、钙化灶等。

（三）治疗

1. 全身治疗

详见生殖道结核的规范药物治疗。

2. 手术治疗

绝大多数患者经抗结核药物治疗有效，以下情况可考虑手术。

（1）老年女性无保留子宫附件必要，不能长期坚持服药或不适合药物治疗者。

（2）药物治疗无效反复发病者。

（3）怀疑合并恶性肿瘤者。

手术范围同子宫内膜结核，老年女性宜行全子宫＋双附件切除术，全面清除结核病灶以避免术后复发。术前抗结核治疗 1 ~ 2 个月，术后巩固化疗 1 个月即可。若术前未确诊而术中确诊盆腔结核者，可行病灶切除及腹腔液引流，术中给予 1 ~ 2g 链霉素行腹腔内化疗，术后继续抗结核药物治疗。

五、卵巢结核

卵巢结核约占生殖器结核的 20% ~ 30%，多由输卵管结核蔓延而致，常为双侧受累，因卵巢表面覆有白膜保护，使结核分枝杆菌较难侵犯卵巢实质，故受累较少，发病率远低于输卵管结核。其主要发生于年轻女性，因其内分泌活动较活跃，对结核分枝杆菌易感性增加，雌激素水平升高易使结核病情加剧及血行播散，而绝经后女性卵巢结核比较罕见。其主要病理改变为结核性卵巢周围炎，表现为增大的卵巢表面散在粟粒样结节及小脓肿，内含豆腐渣样坏死组织，周围炎性粘连；其次为结核性卵巢炎，病变主要破坏卵巢正常结构，增生型为结核性肉芽肿伴广泛纤维化，变质型为干酪样坏死或结核性脓肿。

（一）临床表现

老年女性患者多无明显症状，主要因结核引起的卵巢周围广泛炎性粘连或结核性脓肿，致下腹不适或坠胀、疼痛。合并有子宫内膜结核时可出现不规则阴道出血或白带异常等症状。病变严重时可伴有发热、盗汗、疲倦、食欲缺乏等结核中毒症状。妇科检查往往无明显阳性体征，子宫旁偶可扪及大小不等的囊实性包块，一般粘连较重而无明显触痛，仅当脓肿形成可有局部压痛。

（二）诊断

老年女性的卵巢结核症状及体征无特异性，需注意病史及结核接触史，约40%合并有肺结核。

1. 实验室检查、X线

同输卵管结核。

2. 腹腔镜检查

腹腔镜检查可直接发现卵巢表面粟粒样结节，取活组织送检病理可助诊断，但结核性粘连严重时需注意操作避免损伤肠管，遇到广泛致密粘连者不宜强行使用腹腔镜检查。

3. 开腹探查术

当卵巢结核与卵巢肿瘤难以鉴别时，可行开腹探查，结合病理检查明确诊断。

（三）治疗

治疗方案与输卵管结核相同。

六、生殖道结核的规范药物治疗

老年女性生殖道结核治疗与其他结核病治疗的原则基本相符，遵循一般内科用药的原则，多数可经规范治疗后痊愈，仅少数患者需行手术或其他治疗。生殖道结核诊断一经明确，无论病情轻重，均需积极治疗，坚持长期用药。

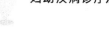

（一）一般治疗

急性患者至少休息 3 个月，慢性患者可从事部分工作及学习，适当休息，适当锻炼，劳逸结合，增加营养，提高抵抗力及免疫力，对治疗有一定帮助。

（二）预防性治疗

结核菌素试验阳性而无临床症状的阶段应给予预防性治疗，可防止典型临床症状的活动性病例出现，阻止细菌传播。方案为异烟肼（INH）300mg/d 与维生素 B_6 50mg/d，口服，持续 3 ~ 6 个月，有效率为 60% ~ 90%，甚至可达 98%。

（三）活动性结核的化疗药物选择

抗结核药物对绝大多数生殖道结核有效，为最重要的首选治疗，与其他结核治疗一样，分为第一线药物及第二线药物。

1. 一线化疗药物

一线化疗药物多为杀菌药，不良反应少，作为治疗的首选，包括异烟肼、利福平、吡嗪酰胺、链霉素、乙胺丁醇。异烟肼联合利福平可治愈 85% 的结核患者，但对耐多药结核病无效。

（1）异烟肼（INH）：作用机制为抑制结核菌 DNA 的合成，同时阻碍细菌细胞壁合成。具有杀菌力强、可口服、不良反应少、价格低廉等优点，尤其适合老年人长期服用，偶有肝功能异常，少数患者出现血转氨酶上升。通常剂量为 300 ~ 400mg/d 顿服，大剂量使用时可能有周围神经炎症状如四肢感觉异常、反应迟钝及麻木等，加用维生素 B_6 30mg/d 可以起到预防作用，用药期间注意监测肝功能。

（2）利福平（RFP）：作用机制为抑制结核菌菌体 RNA 聚合酶，阻碍其 mRNA 合成，其对增殖期的结核菌作用最强，浓度高时对静止期细菌也有作用。常用剂量为成人 450 ~ 600mg/d 空腹顿服。不良反应较少，主要为消化道症状，偶有黄疸及转氨酶升高，主要出现在慢性肝炎患者，需注意询问相关病史，用药期间同样需监测肝功能。

（3）吡嗪酰胺（PZA）：对细胞内结核分枝杆菌具有杀灭作用，在酸性环境下效果更佳，常用剂量为 1.5 ~ 2.0g/d，口服，不良反应为减少尿酸排出，故痛风患者慎用，同样有胃肠道反应及肝损害等，单用此药易出现耐药。

（4）链霉素（SM）：作用机制为干扰结核菌的酶活性，阻碍蛋白质合成，对细胞内结核菌作用较小，主要针对偏碱性环境细胞外结核菌。因其口服不可吸收，用法为 0.75 ~ 1.0g/d，肌内注射。不良反应主要为第 8 对脑神经损害，导致前庭功能障碍及听力丧失，另外可引起肾损害，肾功能不全者禁用，老年女性慎用。

（5）乙胺丁醇（eEMB）：作用机制为在改变脂质及细胞膜的代谢活动中影响菌体 RNA 的合成，从而抑制增殖期的结核菌，能防止耐药菌产生。常用剂量为 0.75 ~ 1.0g/d 顿服，不良反应较少，长期服用偶有神经炎。

2. 二线化疗药物

二线化疗药物多为抑菌药，包括对氨基水杨酸、卷曲霉素、卡那霉素、乙硫异烟胺、环丝氨酸等。喹诺酮类药物如氧氟沙星、环丙沙星等，主要通过抑制结核菌 DNA 旋转酶 A 亚单位，从而抑制细菌 DNA 复制和转录，达到抗菌目的。其对细胞内、外结核菌均有杀菌作用，且细菌变异率低，耐药性较少，常将其与其他抗结核敏感药物一同用于耐药性、复发性、难治性结核患者。氧氟沙星用法为 300 ~ 800mg/d 口服，不良反应少。虽然喹诺酮类药物具有较强的抗结核作用，但无论如何不能与 RFP 相提并论。

（四）化疗原则

生殖道结核的治疗应严格遵循"早期、联合、适量、规律、全程"的原则，针对老年女性的特点，需更加注意及时监测肝、肾功能，评估药物不良反应等情况，并注意预防耐药的发生，必要时及时调整治疗方案。

（五）治疗方案

方案主要采用 2010 年 WHO 结核病诊疗指南提出的生殖器结核抗结核治疗药物选择、用法、疗程参考肺结核病，短程化疗方案，全程 6 ~ 9 个月，前 2 ~ 3 个月为强化治疗，后 4 ~ 6 个月为巩固和继续期。常用方案如下。

（1）2HRZE/4HR：强化期 2 个月，每天联合应用异烟肼（H）、利福平（R）、吡嗪酰胺（Z）、乙胺丁醇（E），后 4 个月巩固期每天应用异烟肼、利福平。

（2）2HRZE/4H$_3$R$_3$：强化期方案相同，巩固期改为每周 3 次间歇应用异烟

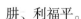

肼、利福平。

（3）2HRZE/4HRE：强化期方案相同，巩固期4个月改为每天应用异烟肼、利福平、乙胺丁醇。

（4）2HRZE/4H₃R₃E₃：强化期方案相同，巩固期4个月改为每3周应用异烟肼、利福平、乙胺丁醇。

其中（1）和（2）方案适合初治患者，（3）和（4）方案适合治疗失败或复发患者。

近几十年来，随着获得性免疫缺陷综合征全球性的蔓延及结核控制的松懈，结核病出现的第三次猛烈回潮受到各国的广泛重视。因此，在全球结核病卷土重来的大背景下，老年结核病已成为一个重要的公共卫生问题，其中老年女性生殖道结核的发病率依然呈逐渐上升的趋势，尤其是耐多药结核病的流行使得治疗难度加大。目前老年生殖道结核的治疗采用抗结核药物为主，休息营养为辅，严格把握手术适应证，避免过度治疗，同时注意预防耐药的发生，及时处理不良反应的出现，经过规范的治疗能治愈绝大多数的患者。

第六节　女性生殖道炎症的预防保健

一、妇科炎症性疾病的原因分析

妇科炎症性疾病可发生于青年、中年及老年女性，但尤以中、老年女性最多，这与生理原因密切相关。随着年龄的不断增大，生理功能逐渐减退，卵巢分泌激素功能及激素水平逐渐下降，导致阴道内酸碱度升高，在高pH的情况下，细菌、滴虫等病原微生物易于滋生繁殖，故而易使女性出现各种阴道炎，尤其是老年性阴道炎、细菌性阴道炎及滴虫性阴道炎等，阴道炎可引起血性白带、伴有臭味、外阴瘙痒、烧灼感等症状，给中年女性的生活带来严重的影响。另外，研究结果显示，妇科炎症性疾病的发病率与患者的文化程度有一定的关系，文化程度越高，发病率越低，这与有关研究结果一致，其原因主要是由于具备较高的文化，对疾病的认识程度、自我健康保护意识也较高，同时具有良好的生活起居习惯，有利于防止炎症性疾病的发生。

二、预防保健措施

（一）及时就诊，合理治疗

统计发现，很多患者在出现某些症状后，由于存在侥幸心理或感觉难以启齿而没有及时就诊，显得对各种疾病不够重视，进而导致疾病进一步加重，难以治疗。因此当出现某些症状时，患者应该及时到医院就诊，并且要选择正规医院，某些非正规医疗单位很容易操作不当引发感染。其次在就诊后，需根据病情、年龄等情况合理治疗，避免药物使用不当，导致疾病反复发作，久治不愈。

（二）养成良好的生活习惯

妇科炎症性疾病发生的一个重要因素就是不良的生活习惯，例如饮食不节，雌激素、避孕药、抗生素不合理使用，长期酗酒吸烟，不良的个人卫生、性生活不节等，所以患者需要养成一个良好的生活习惯，不熬夜，不过度劳累，加强锻炼，少食用生冷、油腻、刺激、辛辣食物，平时多饮水，杜绝不清洁的性生活，定期清洗外阴，提高机体免疫功能的同时，也阻断细菌病毒的侵袭，有效预防妇科炎症性疾病。

（三）开展宣传教育工作

据统计显示，有很多中年女性由于缺乏对妇科炎症性疾病的认识，导致其在出现某些疑似症状时，并没有采取相应的行动，进而加重病情。对此医院可以定期举办健康讲座，主要介绍各种妇科炎症性疾病的预防措施、发生因素、症状、治疗方法及注意事项等，可以选择在医院、社区进行宣讲，还可以发放健康手册。总之通过各种手段，让广大的中年女性对妇科炎症性疾病有一个全面的认识，在发现某些疑似症状时，要做到早诊断、早治疗。

第二章　妇科内分泌疾病

第一节　绝经过渡期异常子宫出血

生理情况下，绝经过渡期由于卵巢功能的衰退，雌激素的减少导致垂体促卵泡激素（FSH）分泌增加，升高的 FSH 加快绝经过渡期女性卵巢内卵泡成熟的速度，卵泡期缩短，刺激了雌激素的分泌，因此在卵巢功能开始衰退的过程中，交替出现雌激素相对减低和升高的情况，致使血液中的雌激素水平呈波动的不稳定状态，出现月经周期的变化，包括短期的闭经或异常子宫出血。但这些变化也预示着子宫内膜病变的风险增高。

一、绝经过渡期异常子宫出血的定义及分类

（一）定义

绝经过渡期是指绝经前的一段时期，即从生殖年龄走向绝经的一段过渡时期，包括从临床上或血液中最早出现绝经的趋势开始（卵巢功能开始衰退的征兆）一直到最后一次月经。

异常子宫出血（AUB）：是指与正常月经周期的频率、规律、经期长度及经期出血量不符合的来自子宫腔的异常出血。发生在绝经过渡期的异常子宫出血，称绝经过渡期异常子宫出血。

（二）异常子宫出血的分类

国际妇产科联盟（FIGO）将 AUB 分为 2 大类 9 个类型，按英语首字母缩写

为"PALM-COEIN"，"PALM"存在结构改变，可采用影像学技术和（或）组织病理学方法明确诊断，而"COEIN"无子宫结构性改变。PALM具体为：子宫内膜息肉所致AUB（简称AUB-P）、子宫腺肌病所致AUB（简称AUB-A）、子宫平滑肌瘤所致AUB（简称AUB-L）、子宫内膜恶性和不典型增生所致AUB（简称AUB-M），每种疾病的英文词第一个字母联合为PALM。COEIN具体为：全身凝血相关疾病所致AUB（简称AUB-C）、排卵障碍相关的AUB（简称AUB-O）、子宫内膜局部异常所致AUB（简称AUB-E）、医源性所致AUB（简称AUB-I）、未分类所致AUB（简称AUB-N），同样第一个字母的合称为COEIN。另外，PALM-COEIN系统中未包括一些器质性疾病，如生殖器创伤及异物等。

（三）绝经过渡期排卵障碍性异常子宫出血

绝经过渡期可能会发生各种原因导致的AUB，比如结构性因素导致的异常AUB：内膜息肉、子宫肌瘤、子宫内膜癌、子宫肌腺症等；发生在绝经过渡期的非结构性因素导致的AUB主要为AUB-O。绝经过渡期ADB-O占所有年龄段发生AUB-O的1/2。由于年龄关系，该阶段出现的AUB在诊断和治疗上较之其他时期要复杂得多。

二、病因诊断

AUB是多种疾病的临床症状之一，因此病因诊断是确定治疗措施的关键。绝经过渡期AUB的诊断，首先需详尽地询问病史，结合临床表现、体格检查、影像学及血液学检查的结果综合判断，做出归类。

（一）病史采集

对于AUB及月经失调的患者，首先需了解其年龄、月经史、婚育史、避孕措施、是否有凝血功能障碍性疾病及相关药物治疗病史，然后详细询问本次出血的情况，包括出血的频率、出血量、伴随症状及可能的诱因，确认出血的模式。

（二）临床表现

1. 阴道出血及伴随症状

绝经过渡期各类型AUB主要表现均为不规则阴道出血、月经周期的紊乱，经期长短不一，出血量时多时少。出血量多时可出现头晕、乏力及心悸等贫血症状，出血量少时可无任何自觉症状。

伴随症状主要与引起绝经过渡期 AUB 的病因有关，例如，AUB-A 可伴有痛经、下腹痛，AUB-A 和 AUB-L 随着子宫的增大会出现压迫症状，压迫膀胱会出现尿频、尿急、排尿困难甚至尿潴留，压迫直肠出现下腹坠胀不适、便秘等；AUB-C 会出现全身凝血功能障碍的表现：牙龈出血、鼻出血及关节疼痛等；AUB-E 可表现为阴道分泌物增多伴异味、发热等。

2. 体征

阴道出血的体征与出血量多少有关，大量出血导致继发贫血时，患者皮肤黏膜苍白，心率加快，少量出血可无以上体征。不同病因引起的 AUB 体征也各异：AUB-A 及 AUB-L 子宫增大可在下腹部扪及实质性包块；AUB-C 有全身皮肤紫癜、瘀点瘀斑、肝脾大或关节压痛等；AUB-O 可有甲状腺肿大、基础体温单相等；AUB-E 可有体温升高、下腹部压痛等。

（三）妇科检查

妇科检查首先可排除阴道及宫颈等部位的出血，确定阴道出血来自宫腔。宫颈口的赘生物可能源自子宫内膜息肉（AUB-P）及子宫黏膜下肌瘤（AUB-L）；子宫增大多见于子宫腺肌症（AUB-A）、子宫肌瘤（AUB-L）及部分子宫内膜癌等恶性病变（AUB-M）；宫颈分泌物的拉丝度评分持续性处于低水平可推测无排卵（AUB-O）。

（四）辅助检查

1. 尿绒促性素（hCG）或血 β-hCG

尽管绝经过渡期女性的生育力下降，但并不意味着没有妊娠的可能，因此，绝经过渡期仍需检测 hCG，以排除妊娠相关性疾病，如先兆流产、异位妊娠、滋养细胞疾病等。

2. 血常规

血常规不仅可以了解红细胞计数及血细胞比容了解患者贫血情况，白细胞及中性粒细胞计数了解是否合并感染；还可以通过血小板计数、出凝血时间等了解是否有全身凝血功能障碍性疾病或了解是否有失血性休克的征象。

3. 激素检查

性激素包括促卵泡激素（FSH）、黄体生成素（LH）、雌二醇（E_2）、泌乳素（PRL）、孕酮（P）等检查可以了解患者的卵巢功能衰退情况、是否有垂体病变等；检测 TSH 等可了解患者是否有甲状腺功能异常导致的 AUB。

4. 肝、肾功能

肝、肾功能不全或衰竭，特别是肝功能异常也可导致异常子宫出血。

5. 血液肿瘤标志物检查

CA125 水平升高可由子宫内膜异位症及子宫内膜癌引起。

6. B 超

为妇科疾病常用的影像学诊断方法，可了解盆腔内器质性变化，如内膜息肉、子宫肌瘤、子宫腺肌症、宫内节育环位置异常等。除此之外，与其他时期的 AUB 患者相比，绝经过渡期异常子宫出血的患者患子宫内膜病变的风险更大，因此，B 超检测可以对内膜厚度、是否均质、有无占位病变给予评价，对进一步确定处理方案十分重要。

7. 诊断性刮宫

诊断性刮宫对于 AUB 患者既是一种诊断方法，又起到迅速止血的治疗作用，因此是 AUB 诊治的重要手段。对绝经过渡期的 AUB 患者来说，由于该年龄段是内膜病变风险增高的阶段，因此，适当的时机进行诊断性刮宫十分重要。

三、治疗

一般而言，AUB 的治疗要根据病因对症治疗，如果是结构性疾病导致的异常子宫出血，需要治疗原发性疾病，如果是非结构性因素导致的 AUB，其治疗主要根据出血时间、子宫内膜厚度、是否贫血等情况制订治疗方案。以下就按 PALM-COEIN 分类系统依次阐述绝经过渡期 AUB 各疾病的临床处理过程。

（一）AUB-P

临床上 70% ~ 90% 的内膜息肉并发 AUB，表现为月经不规则、经间期出血或者月经过多，绝经过渡期肥胖、高血压及服用他莫昔芬为诱发因素，约 12.9% 有腺体的不典型增生或恶变，通常息肉体积大及伴高血压是恶变的高危因素。经阴道的盆腔 B 超可检查，确诊需经宫腔镜下息肉摘除后病理取材。

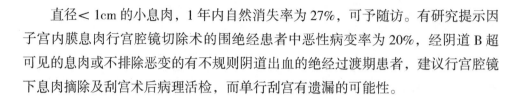

直径 < 1cm 的小息肉，1 年内自然消失率为 27%，可予随访。有研究提示因子宫内膜息肉行宫腔镜切除术的围绝经患者中恶性病变率为 20%，经阴道 B 超可见的息肉或不排除恶变的有不规则阴道出血的绝经过渡期患者，建议行宫腔镜下息肉摘除及刮宫术后病理活检，而单行刮宫有遗漏的可能性。

（二）AUB-A

子宫腺肌病是由子宫内膜的腺体与间质侵入子宫肌层生长所引起的一种良性疾病，可分为弥漫型与局限型两种类型。弥漫型子宫多呈均匀性增大、球形，少数病灶呈局限性生长形成结节或团块，类似肌壁间肌瘤，称子宫腺肌瘤。其典型症状为经量增多、经期延长、不规则阴道出血及进行性加重的痛经，部分患者并发不孕症，或者可无明显症状。

绝经过渡期 AUB-A 的治疗方法：主要取决于症状的轻重，若阴道出血量少，痛经症状不明显可随访；若阴道出血量少，但痛经明显，可用药物治疗，可选择的药物包括丹那唑、孕三烯酮、复方短效口服避孕药、促性腺激素释放激素激动药（GnRH-a）等，治疗疗程为 3 ~ 6 个月，抑制卵巢功能，使异位内膜萎缩，症状缓解，自然过渡到绝经状态；若阴道出血量大继发贫血、头晕及心悸或痛经症状严重，药物控制效果欠佳，可采用全子宫切除术，经腹或腹腔镜的手术方式取决于子宫的大小、设备及人员条件等方面。复方短效口服避孕药用于绝经过渡期需要注意的是，要了解其是否存在禁忌证或慎用情况，特别是要评估患者是否存在血栓性疾病的风险，慎重选择药物。

（三）AUB-L

绝经过渡期 AUB-L 的治疗取决于阴道出血量的多少、子宫肌瘤的大小、位置及有无变性可能。当阴道出血量少、肌瘤较小，无明显压迫症状时，可给予随访或雄激素（丙酸睾酮 25mg 肌内注射，5 ~ 7 天 1 次，共 3 次）、米非司酮（12.5 ~ 25mg/d 口服）及 GnRH-a 周期皮下注射等药物非手术治疗，起提前绝经的作用，也可以作为肌瘤剥除术后短期的辅助治疗。

若月经量较多引起继发贫血或出现压迫症状及宫颈肌瘤，可考虑行腹腔镜或经腹子宫肌瘤剥除；若肌瘤生长迅速可疑恶变或肌瘤 > 10 周妊娠子宫，可考虑行经腹或腹腔镜下全子宫切除术；子宫黏膜下肌瘤可行宫腔镜或宫腹腔镜联合下摘除。

（四）AUB-M

对于绝经过渡期子宫内膜不典型增生引起的 AUB，患者无生育要求者可由患者及其家属知情选择接受全子宫切除术。

（五）AUB-C

凝血功能障碍引起 AUB，包括再生障碍性贫血、各类型白血病、各种凝血因子异常及各种原因造成的血小板减少等全身凝血机制异常，也包括血栓性疾病、肾透析及心脏支架术后的抗血栓治疗造成的医源性凝血功能异常，主要表现为月经量多，有报道称月经量多的女性中约 13% 合并全身凝血功能异常，也可表现为经期延长及不规则阴道出血。

治疗应综合血液科及可能引起医源性凝血功能异常的相关科室协商进行，以血液科的治疗为主，妇产科协助控制月经出血，主要为药物治疗，包括大剂量孕激素、短效口服避孕药萎缩子宫内膜，辅以氨甲环酸等治疗。手术治疗可选择在凝血功能障碍基本纠正、一般情况稳定的情况下，可考虑行全子宫切除术。

（六）AUB-O

绝经过渡期排卵障碍引起的 AUB 既往称作围绝经期功能障碍性子宫出血，是由于卵巢功能的下降，下丘脑 - 垂体 - 卵巢轴的正负反馈调节功能的失调，引起的子宫异常出血。

绝经过渡期 AUB-O 治疗原则是止血、调整周期及防止子宫内膜病变及 AUB 复发，若合并贫血及感染，对症处理。常用的药物止血方法包括大剂量孕激素子宫内膜脱落法、短效口服避孕药或高效合成孕激素内膜萎缩法。止血后调整周期防止内膜病变可孕激素后半周期治疗 3 ～ 6 疗程，帮助患者顺利度过绝经过渡期。

1. 止血

止血是 AUB 治疗的第一步，激素止血是 AUB 的首选方法，决定用哪种激素、止血的首剂量及用药持续时间取决于：此次出血量及持续时间，子宫内膜厚度、是否贫血及贫血的严重程度。止血要求在用药后 8 小时内见效（减少 1/3 以上），48 ～ 72 小时血止，否则，意味着药物剂量不足。绝经过渡期 AUB-O 的止血主要应用孕激素止血方法，方法包括以下几点。

（1）内膜脱落法：适应于出血量不多、血红蛋白＞90g/L、内膜不厚的患者。用药方式为达芙通1次10mg，1天2次，共7～10天；或黄体酮注射液20mg/d，肌内注射，3～5天；或MPA8～10mg/d，7～10天。

（2）内膜萎缩法：适于内膜较厚，血红蛋白低于90g/L或一般状况较差不宜行黄体酮撤退止血者。可用炔诺酮或醋酸甲羟孕酮，炔诺酮1次6～8片，8小时1次，血止后可逐渐减量维持，连续20天或以上，停药时间依据贫血恢复的情况而定。

（3）口服避孕药：复方短效口服避孕药（COC）用于AUB的治疗，由于疗效快、剂量小、易于掌握，因此深受欢迎。例如，去氧孕烯炔雌醇片，根据出血量可选1天2～3片，共3天，止血后减量，逐渐减至维持量，共20天左右，血红蛋白正常时，停药来月经。需要注意的是，绝经过渡期是血栓性疾病的高发年龄，在选择应用COC时，一定要排除血栓风险及COC禁用证，以免造成严重不良反应。

2. 周期调整

绝经过渡期是生理性卵巢功能减退的结果，其进展是不可逆的，但通过调整会有阶段性的改善。因此，对于该阶段发生的AUB-O仍需要止血后的周期调整。调整周期的方法分为以下几种。

（1）后半周期孕激素治疗：当体内具有一定水平雌激素时，可选择后半周期孕激素治疗，撤退性出血不但规范周期，也可起到保护内膜预防病变的作用。可应用的孕激素包括达芙通、黄体酮、醋酸甲羟孕酮等，月经或撤退出血第16天起使用孕激素，连用10～14天，酌情用3～6个周期。

（2）雌、孕激素周期联合：止血用药撤退性出血后，周期性使用口服避孕药或雌激素加孕激素联合治疗3～6个周期，周期性撤退出血。同样要注意血栓风险。

（3）雌、孕激素周期序贯：在绝经过渡期的晚期，女性产生的内源性雌激素水平不足者，可用雌、孕激素序贯法，如芬吗通、克龄蒙等。

3. 合并症处理

出血时间长的患者可能伴发贫血或感染。对于贫血类患者，可以加用铁剂改善贫血，如硫酸亚铁等；对于存在感染的患者，适当应用抗生素治疗。

（七）AUB-E

绝经过渡期的 AUB-E 可考虑诊刮排除子宫内膜器质性病变，药物治疗分两种：孕激素子宫内膜萎缩治疗，炔诺酮 5mg，从周期第五天起，每 8 小时 1 次，连续服用 21 天；氨甲环酸抗纤溶治疗或非甾体类消炎药（NSAID）。

（八）AUB-I

AUB-I 指使用性激素、宫内节育器（IUD）及可能含雌激素的药物等引起的异常子宫出血。这一类疾病也是引起 AUB 的主要原因，诊断需仔细询问服用药物的病史，明确药物与出血之间的关系。使用 IUD 避孕的绝经过渡期的患者，出现经期延长、月经量多或不规则阴道出血，可能与 IUD 引起子宫内膜局部前列腺素增多有关，可考虑取环及分段诊刮或者宫腔镜检查，止血及排除器质性病变；使用左炔诺孕酮或者皮下埋植剂避孕的绝经过渡期患者若出现 AUB，也可考虑更换避孕方法；性激素使用过程中产生的非预期的子宫出血，需排除是否漏服造成，若漏服，加强宣教，若未漏服，可加用炔雌醇改善出血的症状。

（九）AUB-N

有些罕见的因素可能引起 AUB，例如，动静脉畸形、剖宫产术后瘢痕缺损、子宫肥大症或其他一些未知的原因造成的，因其检查手段仍不完善，将其归类为：AUB-N。

此类疾病的绝经过渡期患者多有既往突然大量阴道出血或剖宫产术后不规则出血的病史，应追问既往诊断治疗的情况。动静脉畸形首选经阴道多普勒超声检查，子宫血管造影检查可明确诊断，其他辅助影像学方法包括盆腔 CT 或 MRI。若既往非手术治疗效果不佳，反复阴道大量出血，可考虑行全子宫切除术；剖宫产术后瘢痕引起 AUB 推荐的诊断方法主要也是经阴道多普勒超声及宫腔镜检查，治疗方法首先考虑手术，如宫腹腔镜联合剖宫瘢痕修补或全子宫切除，但绝经过渡期患者因无生育要求，若症状不严重，可考虑随访，等待自然绝经。

总之，绝经过渡期是 AUB 发病率最高的时期，且病因复杂，绝经过渡期 AUB 需加强管理，综合分析，找出确切的 1 个或多个相关因素，按以上 FIGO 的"PALM-COEIN"分类系统归类，采取合理的措施，对因及对症处理相结合，防止内膜病变的发生及 AUB 的再次发生，帮助绝经过渡期女性顺利度过该时期。

第二节　性早熟和性发育延迟

一、性早熟

性早熟是指任何一个性征出现的年龄早于正常人群平均年龄的 2 个标准差，亦即性征提前出现。提前出现的性征与性别一致时称为同性性早熟，与性别不一致时称为异性性早熟，亦即女性男性化或男性女性化。儿童中性早熟发生率约为 0.6%，女性多于男性，约占 3/4。

女性在 8 岁前乳房发育或 10 岁前月经来潮属女性同性性早熟。女性青春期前有男性化表现时，为女性异性性早熟，较为罕见。

（一）女性同性性早熟

1. 中枢性性早熟

中枢性性早熟又称真性性早熟或促性腺激素依赖性性早熟。

中枢性性早熟是由于下丘脑 – 垂体 – 卵巢轴提前激活，引起卵巢内卵泡过早发育而致性早熟，除第二性征过早出现外，有排卵而具有生殖能力。这种性早熟会影响最终身高，其原因是性激素的分泌可促进生长激素的增多，起初身高增长快速，达正常同龄儿的 2 倍以上，持续约 2 年，继之减慢。骨骼生长加速，会造成骨骼提前闭合，最后过早地停止增高，约有近 1/3 的患儿最终身高不超过 150cm。

（1）特发性中枢性性早熟的病因与发病机制：在女性胚胎 10 周时已出现 GnRH 与 FSH 和 LH，至孕中期已建立负反馈功能，以后停留在抑制状态直至分娩。当胎盘娩出后，由于胎盘激素主要是雌激素全部消失而解除了抑制。出生后 5 天，促性腺激素开始上升，3 个月内雌激素出现暂时增多，有时临床表现为乳房稍增大，卵巢内可见囊状卵泡。此后促性腺激素下降，维持在低水平至 4 岁左右。在儿童期下丘脑 – 垂体维持在下调节状态，至青春发育前 GnRH 再次开始在夜间出现脉冲，而先后有 FSH 与 LH 反应。最后 GnRH 脉冲昼夜一致达到出现正常的月经周期。因此，女性下丘脑 – 垂体 – 卵巢轴的功能自胎儿起已经建立，儿童期只是停留在抑制状态，当抑制状态被解除即可出现青春发育提前，由于女性下丘脑 – 垂体 – 卵巢轴的生理特点，女性易于发生性早熟。女性性早熟比男性更常见，其比例约为 23 ：1。

下丘脑 – 垂体 – 卵巢轴被提前解除抑制的原因尚不清楚。临床最为多见，占全部性早熟的 75% ~ 90%。性成熟的表现可在 2 岁甚至新生儿期开始。卵巢或许因有继发性的滤泡囊肿而增大。有时误诊为卵巢肿瘤。然而，某些潜在性的疾病或病变的早期，原发疾病的特有症状未出现以前，性早熟可能是唯一的表现；当原发疾病继续发展时，特有症状可能表现出来，故对特发性的性早熟随访是非常重要的。

（2）器质性中枢性性早熟的病因及发病机制：由于脑部疾病破坏了儿童抑制促性腺中枢活动的神经结构，可出现性早熟。许多中枢神经系统病变可以引起性早熟。

①颅内肿瘤：近年来，由于影像技术的进步，显示下丘脑与松果体区的肿瘤可导致性早熟。颅内肿瘤是继发性性早熟的最常见的原因，占女性性早熟的 10% 左右，下丘脑区如错构瘤、胶质瘤、星形细胞瘤、管膜瘤、神经母细胞瘤；松果体区如生殖细胞瘤、视神经胶质瘤、神经纤维瘤、颅咽管瘤常致青春期延迟，偶亦合并早熟。

②颅内压增加的中枢神经病变：如脑积水、脑外伤、脑水肿等。

③中枢神经系统炎症：脑脓肿、感染性病变（脑膜炎，脑炎）的后遗症。中枢神经系统病变如结节性硬化、蝶鞍上囊肿、浸润性病变如结节病或肉芽肿性疾病等。

④头部放射损伤：另外，少见的异位绒毛膜促性腺激素癌、肝细胞癌与畸胎瘤亦有分泌 GnRH。

2. 假性性早熟

假性性早熟又称外周性性早熟。假性性早熟是指并非由下丘脑 – 垂体 – 性腺轴的激活而是由其他来源的雌激素刺激而引起，仅有部分性征发育而无性功能的成熟，其性早熟症状是某种基础疾病的临床表现之一，并非一种独立疾病。

（1）外源性雌激素：患者误服含有雌激素的药物，尤其避孕药是幼儿假性性早熟的常见原因，其他如保健品或涂抹含有雌激素的化妆品，长期经皮肤吸收在体内积聚也可致性早熟。而中药中鹿茸及某些壮阳药也可在短期内引起乳房增大，乳晕明显着色深如巧克力色为其特征，外阴分泌物显著增多，常有撤退性出血。或高雌激素经母乳进入婴儿体内。

（2）内源性雌激素。

①分泌雌激素卵巢肿瘤：以颗粒细胞 - 卵泡膜细胞瘤多见，因分泌过多的雌激素而使乳房发育和阴道出血。卵巢畸胎瘤中如果含有能分泌雌激素的组织时亦可能导致性早熟。其他如卵巢环管状性索间质瘤。

②卵巢原发性、多发性滤泡囊肿：卵巢内正常的微小滤泡转变为自主分泌雌激素的滤泡囊肿，原因不清。GnRH 兴奋试验阴性。

③原发性绒毛膜上皮癌：由于有大量绒毛膜促性腺激素（hCG），类似 LH效应，能刺激卵泡发育，分泌雌激素。

④肾上腺皮质肿瘤和肝母细胞瘤：少数有分泌雌激素的功能而导致性早熟。

⑤少年期甲状腺功能减退症：原发性甲状腺功能减退症，严重时常可伴有卵巢囊肿，这可能是由于高浓度的促甲状腺素（TSH）与卵巢 FSH 受体发生交叉反应所致，促性腺激素分泌增多，可并发性早熟。甲状腺素替代治疗后，乳房早熟或阴道出血的症状常常消失。缺少身高突增及骨成熟延迟的症状并伴有乳房早熟可能是甲状腺功能减退引起性早熟的诊断线索。

⑥ McCune-Albright 综合征：是一种先天性全身性多发性骨纤维性发育不良疾病。患儿全身有多处骨发育不良或囊性变，易发生骨折。骨病变在皮质，可涉及长骨与颅底，有时使面部不对称。皮肤有典型的浅棕色色素斑。患者可有自发性卵巢囊肿，超声检查囊肿一般不对称，大小常变异，属非促性腺激素依赖性卵巢囊肿。目前认为是由于某些细胞系的显性体质性变异所致，Gsa 亚单位基因发生点突变造成环腺苷酸途径功能改变。囊肿产生波动的雌激素水平导致性的发育与无排卵月经。

3. 部分性性早熟（又称不完全性性早熟）

部分性性早熟（不完全性早熟，包括乳房早熟、阴毛早熟）及单纯月经初潮提前而无其他青春期发育的表现。

（1）乳房早熟（单纯性乳房早发育）：8 岁前单独出现乳房发育，一种良性的单侧或双侧乳房发育。没有其他青春期发育的表现而仅表现为乳房发育，大多数发生在2岁以下的儿童中。乳房的发育与雌激素、泌乳素、生长激素及肾上腺素有关。乳房早熟的患儿雌激素水平不高或稍高于青春期前正常值，不刺激内膜而无阴道出血，不影响身高，不影响正常月经初潮。有时乳房早熟是性成熟的先驱，乳房早熟可以是真性性早熟的早期症状，而后发展为真性性早熟，应注意随诊观察。乳房早熟可自行消退，亦有持续至月经来潮。阴唇仍保持青春期前的无雌激素作用的状态。推测乳房早熟是由于下丘脑-垂体-卵巢轴的成熟过程紊乱使得FSH分泌高于正常且外周组织对性激素的敏感性增加。

（2）单纯性早初潮：表现为青春期前女童子宫出血持续1~5天，规律或不规律（1次或持续数月的周期性出血），而没有其他雌激素作用的表现如乳房发育和外生殖器发育，患者的雌二醇水平可能高于青春期前正常值，不影响身高。初潮过早与乳房早熟一样是对卵巢一过性产生雌激素的反应，比较少见。

（3）单纯性阴毛早现（阴毛早熟）：仅阴毛发育，无乳房发育和阴道出血，雌激素水平不高，身高不受影响。肾上腺早熟指的是雄激素的过早成熟分泌，在8岁之前出现阴毛或者偶有腋毛出现，而并无雌激素作用或男性化的表现。患者通常都有腋臭。对该病的命名还有争议，一般这两个名词（阴毛早熟和肾上腺早熟）是可以互换使用的。大多数患者的尿17-酮类固醇增多且血脱氢表雄酮（DHEA）和硫酸脱氢表雄酮（DHEAS）水平升高，这说明肾上腺的激素合成正从未成熟状态向青春期状态转变。这些雄激素的产生可以被地塞米松抑制，因此是依赖于促肾上腺皮质激素（ACTH）的，但是青春期前肾上腺早熟的这种变化的原因还不清楚。骨龄通常正常或提前1年（与身高相符）。

（二）女性异性性早熟

青春期之前女性患者体内雄激素分泌增加造成异性性早熟。

1. 先天性肾上腺皮质增生

先天性肾上腺皮质增生是女性异性性早熟常见的原因。多由于21-羟化酶缺乏或11β-羟化酶缺乏造成代谢紊乱，雄激素过量堆积。有个别合并同性性早熟的报道。

2. 分泌雄激素的卵巢肿瘤

卵巢的支持——间质细胞瘤、硬化性间质瘤与脂质细胞瘤。

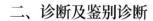

二、诊断及鉴别诊断

对性征过早出现的患儿，首先应确定是同性还是异性性早熟，其次确定性征发育程度及各性征是否相称，再区分真性还是假性，或部分性性早熟，最后则区分和寻找其病因系特发性还是器质性。

（一）详细的病史询问和体检

如有无雌激素接触史、脑炎或脑部创伤史、阴道出血史、身高生长加速史、行为改变史和家族史。体格检查包括身高、体重、甲状腺有无结节或肿大、乳房发育和级别，乳晕是否着色、腋毛、皮肤是否有咖啡斑、阴毛分期、外阴发育、盆腔有无肿块、子宫是否增大等。

（二）实验室检查

1. 激素测定

性激素分泌有显著的年龄特点。女童血清雌二醇在 2 岁前较高，2 岁后下降并维持在低水平，至青春期再度升高，其水平与发育程度密切相关。性早熟患儿的性激素水平较正常同龄儿显著升高。

（1）阴道脱落细胞涂片检查：简单方便，能提供生殖道雌激素作用的水平动态观察阴道黏膜上皮细胞形态，计算成熟指数即基底层、中层和表层细胞的比例，可有助于判断体内雌激素水平。

（2）促性腺激素水平的测定：测定促性腺激素水平对鉴别真性与假性性早熟意义较大。真性性早熟患者血清促性腺激素水平升高，假性性早熟患者由于血液中大量性激素对下丘脑 – 垂体的负反馈抑制作用，使其血清促性腺激素的水平明显低下，而分泌促性腺激素肿瘤患者，则血清促性腺激素显著升高。

2. GnRH 兴奋试验

真、假性性早熟症的根本区别，在于有无下丘脑 – 垂体 – 卵巢轴的过早激活，可用 GnRH 兴奋试验的反应类型进行判断，静脉注射 GnRH100μg 后 1 小时或皮下注射后 40 分钟，取血查血 FSH 和 LH 的兴奋程度。真性性早熟的血清 FSH 和 LH 浓度均较基值显著增加，提示垂体对 GnRH-a 具有应答能力，但以 LH 增高为主，如果 LH 上升至 5.0U/L 以上，属真性性早熟（成人反应型）。

GnRH 兴奋试验的反应对真性性早熟患儿的临床分型及治疗方案的选择也有重要意义，快速进展型 LH 峰值＞ 10TU/L，LH/FSH ＞ 1，而缓慢变化型 LH 峰值＜ 10U/L，LH/FSH ＜ 1。假性性早熟症的 GnRH 兴奋试验反应低下，血清 FSH 和 LH 激发值均与基础值无明显改变，提示垂体对其无应答能力，不同于正常青春前期女童（正常青春前期女童对 GnRH 兴奋试验有反应，以 FSH 升高为主）。这是由于体子宫内膜异位常增多的雌激素水平来自外周（外源性或自发性卵巢囊肿分泌），对下丘脑、垂体的负反馈抑制的结果。

但是兴奋试验阴性并不能除外真性性早熟，真性性早熟的早期可能出现阴性结果，随诊和必要时重复此试验也是非常重要的，如乳房早熟可能是真性性早熟的先驱症状，需要长期随诊症状及激素的变化。

3. 骨骼发育指标及其检测

（1）骨龄：代表骨骼的成熟度，能较准确地反映青春发育的成熟程度。真性性早熟及先天性肾上腺皮质增生症患儿骨龄往往较实际年龄提前，且病情越重，病程越长，提前越多。根据 X 线片上长骨骨骺端软骨板的宽度还可判断患儿的生长潜力。末节指骨的骨骺端软骨板变窄，其骨干与骨骺接近融合时，就标志着身高的快速增长期结束，进入减慢增长期。当桡尺骨的骨骺端软骨板消失，骨干与骨骺融合时，四肢的长骨已不再增长，及身高的增长已基本停止，至多脊柱也即身高还能增长 1 ~ 2cm。

（2）骨矿含量及骨密度：是骨矿物质沉积状况的一种定量指标，在儿童期及青春期能较精确地反映骨骼的发育及成熟状态。真性性早熟患儿的骨矿含量及骨密度大多较同龄儿显著增高，提前出现增长速率的峰值。经过有效治疗，随病情缓解，患儿骨矿含量及骨密度会有所下降。但临床也观察到 1/3 真性性早熟患儿其骨矿含量及骨密度还低于同龄儿，这有可能是其由于性发育提前，骨骺生长加速，对钙及维生素 D 的需要明显增加，但实际摄入不足所致。

（3）骨钙素：是成骨细胞分泌的一种由 49 ~ 50 个氨基酸残基组成的单链多肽，主要生理功能是促进骨组织矿物质沉积的正常钙化过程，从而促进骨基质的成熟。真性性早熟患儿的血清骨钙素水平提前出现正常青春期才出现的典型升高。

4. 盆腔 B 超检查

盆腔 B 超检查对判断子宫、卵巢的发育程度及确定卵巢有无占位性病变有重要价值。还可通过测定子宫、卵巢的各径线，计算子宫卵巢的体积，并测定子宫内膜厚度，还可观察卵巢内卵泡的直径和数目，如卵巢内出现数个＞0.4cm的卵泡，即表示青春期发动已开始，据此可判断患儿病情严重程度。

5. 头颅 MRI 检查

头颅 MRI 具有多方位成像、不受骨骼伪影干扰、对软组织有良好分辨率的优点，能清楚显示下丘脑、垂体、松果体及其邻近部位的病变。对器质性病变所致真性性早熟的病因诊断，如下丘脑错构瘤、垂体微腺瘤等的确诊有重要价值。而头颅 CT，由于可引起儿童垂体的放射性损伤，尤其是处于青春发育阶段的垂体对放射线更敏感，此外骨骼伪影明显地干扰软组织病变的判断，故应做 MRI，不宜做 CT 检查。

6. 其他检查

肾上腺 B 超及放射性核素显像有助于肾上腺皮质增生及肿瘤的诊断，长骨X 线摄片可鉴别多发性骨纤维结构不良。

（1）部分性性早熟的诊断：对 GnRH 兴奋试验有反应，激发后呈现 FSH 升高为主，如同正常青春前期女童对 GnRH 兴奋试验。

（2）单纯乳房早熟：只有乳房发育，乳头不增大，乳晕不着色，乳房不呈进行性增大，无其他性征改变。B 超示卵巢和子宫在青春前期状。雌激素水平不高或稍高，骨龄与年龄相符。

（3）单纯性早初潮：仅有阴道出血，无其他性征发育。雌激素水平不高或稍高，骨龄与年龄相符。

（4）单纯性阴毛早现：仅出现阴毛发育，无乳房发育，无大小阴唇发育和着色，无阴道出血，雌激素水平不高，骨龄与年龄相符。DHEAS 的浓度水平升高。

（5）女性异性性早熟的诊断：根据 10 岁前女性出现男性化的体征和血中雄激素、血 DHEAS 及清晨（早上 7 ～ 8 时）17– 羟孕酮过高，检查发现肾上腺或卵巢有分泌雄激素的肿瘤，或先天性肾上腺皮质增生未及时诊断和治疗的患者。

三、治疗

治疗的目的是让性早熟的第二性征逐渐消退，骨骼生长减慢，改善最终身高。

（一）真性性早熟的治疗

行头颅磁共振成像（MRI）检查，若有占位病变，应请神经外科酌情处理。经头颅 MRI 定位肿瘤，有计算机自动控制的 γ 射线或高能粒子聚焦在病灶部位，照射后肿瘤可显著缩小、机化，性征明显消退，而对病灶周围正常的中枢神经组织损伤小。

真性性早熟症的治疗需抑制下丘脑 – 垂体 – 卵巢轴的功能。可用孕激素和 GnRH 激动药两大类。通过高效孕激素对下丘脑 – 垂体的负反馈作用，抑制促性腺激素及性激素的分泌，使性征消退，但是对骨骼成熟加速无明显的治疗效果。GnRH 激动药，在用药初期有短暂的刺激时期，激发促性腺激素释放，血 FSH、LH 升高，E_2 水平升高，2～4 周后产生降调节，而使促性腺激素下降，卵泡停止发育，性激素生成减少，提前出现的性征消退，还能有效地延缓患儿骨骼的发育，防止骨骺过早融合，从而有助于改善其最终身高，显著地提高了真性性早熟的治疗效果。

合成孕激素甲羟孕酮大剂量服用能反馈抑制垂体产生促性腺激素，使性激素水平降低，性征消退，可终止月经来潮，但对延缓骨骼成熟、控制骨骼生长加速无效，故不能防止身材矮小。长期使用在部分患儿会引起体重增加及垂体 ACTH 分泌受抑制。常用高效左炔诺孕酮 2～4mg/d。在确诊后肝功能正常时服用，1 个月随诊 1 次阴道涂片，若雌激素下降不满意可增加剂量，若雌激素下降至正常女童同龄水平时可逐渐减量，以最小剂量能控制在低雌激素水平为宜。方便经济，性征消退效果良好，长期使用可能影响肝，应定期检查肝功能。

目前最推荐的药物是 GnRH 激动药，用药后促性腺激素及性激素可降至青春前期水平。血液中的雌激素水平低下，软骨生长作用减慢，随之发生骨骼生成速度和骨骼成熟速度减慢，延迟骨骺融合时间，延长生长时间而改善最终身高。如果开始治疗时骨龄处于青春期前阶段则骨骼成熟随年龄增长相应进展，而如果骨龄处于青春期阶段才开始适当治疗，则骨骼成熟会减慢。如治疗时骨龄已达成熟（如骨龄超过 12.5 岁），或治疗时间太短，则改善身高效果差。一旦骨骺愈合，再给予治疗为时已晚。

临床用其缓释剂型即长效 GnRH 激动药，如亮丙瑞林、曲普瑞林等，50μg/kg 每 4 周注射 1 次，每次 3.75mg，疗程需根据患儿的病情、病程及开始治疗时的年龄而定，一般应连续治疗数月至数年，直至接近正常青春发育的年龄时为止，这类药物无明显不良反应。但对病情较重、病程较长、子宫卵巢已显著增大的患儿，在刚开始注射 1 ~ 2 针时往往会出现阴道出血，这是由于治疗有效后，体内雌激素水平显著下降，原先已增厚的子宫内膜发生突破性出血的缘故。阴道出血的量及持续时间取决于子宫内膜增厚的程度，大多经数天至十几天会自行停止。在治疗中应监测生长速度、骨龄和性激素水平来判断疗效。剂量过大时会抑制生长，如果生长速度每年 < 4cm 时，应在不影响性腺抑制疗效前提下适当减量。年龄 < 6 岁者剂量可减半。由于骨骼发育至青春期完成，所以治疗应至少坚持到 12 ~ 13 岁，最终身高才会得到最大的改善。由于药物对下丘脑 – 垂体 – 卵巢轴功能的抑制是暂时性和高度可逆的，停药 2 ~ 3 个月，其抑制作用即会逐渐消失，故以往认为对患儿以后的青春发育无不良作用，但近年来国外报道长期使用可使患儿多囊卵巢综合征的发生率增高，这点还需要进一步观察，需要根据患儿具体病情灵活用药，达到治疗效果，减少不良反应及治疗费用。停药 1 年左右月经来潮。

另外，目前还可采用基因重组合成的生长激素，与人腺垂体分泌的生长激素在化学结构上完全一致。能刺激长骨骺端软骨板的细胞分裂增殖，促进四肢长骨线性增长，以改善身高。剂量每天 0.1U/kg，于晚上临睡前皮下注射，模拟垂体分泌生长激素的模式，以达到促进身高增长的最佳效果。采用 GnRH 激动药治疗的患儿骨骺融合延迟，有利于改善身高，但又会使垂体分泌生长激素的峰值降低，故理想的治疗方案是联合使用 GnRH 激动药和生长激素。

对于骨矿含量及骨密度低于同龄儿的性早熟患儿应及时给予足够的钙剂及维生素 D 治疗。青春期每天需元素钙 1200mg，维生素 D 400 ~ 500U，因此对此种患儿每天应补给钙剂 500 ~ 600mg，维生素 D 200U，其余部分可从日常饮食中摄入。

（二）假性性早熟的治疗

应根据病因采用针对性处理，如切除肿瘤、切断外源性雌激素接触，提前出现的性征可以消退。

卵巢原发性多发滤泡囊肿有时会自然退缩，伴血 E_2 浓度下降并会发生撤退性出血。非手术治疗，随访待其自行消退，在随诊期间若雌激素持续不降，或发生扭转等外科急腹症时可用腹腔镜将囊肿剥除。

甲状腺功能减退症患者内分泌科就诊，补充甲状腺素，若发育早期则用甲状腺素替代治疗后性征可消退，若确诊时已处青春期中后期则难以逆转。

McCune-Albright 综合征，属于卵巢自律性病变，治疗以抑制卵巢的甾体合成为原则，需用芳香化酶抑制药或合成孕激素治疗，常用于治疗中枢性性早熟的 GnRH 类似物无效，除非因长期性激素水平升高而诱发中枢性性早熟时。骨骼病变尚无有效治疗。

确诊为性腺、肾上腺肿瘤所致假性性早熟患儿应尽早手术。

（三）部分性性早熟的治疗

对乳房早熟无须治疗，只需观察随诊是否按正常年龄月经初潮。由于乳房早熟可能是真性性早熟的一个过渡阶段，尽管随诊中观察到乳腺腺结消退，但仍要坚持定期随诊，必要时应重复 GnRH 兴奋试验，以便及时做出诊断是否已发展成真性性早熟。单纯性早初潮和单纯性阴毛早现，无须治疗，观察随诊。

（四）异性性早熟的治疗

先天性肾上腺皮质增生症所致的异性性早熟，需终身服用肾上腺皮质激素替代治疗，并同时给予糖皮质激素与盐皮质激素，一般以氢化可的松及氟氢可的松联合治疗为最佳方案，对年长患儿可用泼尼松或地塞米松代替氢化可的松。在治疗过程中定期监测血液中 17α- 羟孕酮、尿液中 17- 酮类固醇水平及血浆肾素活性，以指导药量的调整。内分泌科给予治疗，待病情控制稳定后，外生殖器的异常可以整形。卵巢分泌雄激素的肿瘤需及时手术治疗。

心理治疗：性早熟患儿的性心理并没有提前，由于体格和性征发育较同龄人提前，这种外表差异容易引起患儿心理上的自卑感，甚至行为异常如退缩、抑郁或攻击行为。慢性病程和长期药物治疗、反复就诊、多次的体格检查及家长的焦虑与紧张等对患儿的心理均有影响，医师需进行耐心的解释、对患儿的心理保护及适当的性知识教育，尤其是在自我保护和避免遭受性侵犯方面的教育。积极配合，极早精心治疗，患儿完全可以正常生活。

第三节 闭 经

闭经是妇科疾病中最常见的症状之一，不是疾病的诊断。月经的发生依靠从大脑 – 下丘脑 – 垂体 – 卵巢轴系的启动，卵巢内卵泡发育与排卵，分泌雌、孕激素，周期性地刺激子宫内膜，准备为受精卵着床发育。一旦卵子未受精，黄体萎缩，雌、孕激素水平下降，内膜失去支持而脱落，从阴道排出表现为月经。上述任何一个环节出现异常就可以出现月经暂时或永久停止，称为闭经。其他内分泌系统，如甲状腺、肾上腺或全身其他疾病也可影响生殖内分泌系统而发生闭经。

闭经涉及病种繁多，不同病种诊断方法与处理各异，需要系统地进行检查与分析，才能正确地诊断与选择正确的治疗措施。

一、定义、分类

（一）定义

闭经包括生理性与病理性。生理性闭经有青春期前、妊娠期、哺乳期与绝经后。病理性又常区分原发闭经与继发闭经。

女孩年龄超过 14 岁，第二性征未发育；或年龄超过 16 岁，第二性征已发育，月经还未来潮，称为原发闭经。正常月经建立后月经停止 6 个月，或按自身原有月经周期停止 3 个周期以上（专指月经稀发者），称为继发闭经。停经 3 个月经周期尚不能称为闭经，因为可能与月经稀发者相混淆。若已出现第二性征，正常时估计 2 年左右将有月经来潮。

（二）分类

按生殖轴病变和功能失调的部位，闭经可分为下丘脑性闭经、垂体性闭经、卵巢性闭经、子宫性闭经及下生殖道发育异常导致的闭经；世界卫生组织（WHO）

将闭经归纳为 3 型：Ⅰ 型为无内源性雌激素产生，卵泡刺激素（FSH）水平正常或低下，催乳激素（PRL）正常水平，无下丘脑 – 垂体器质性病变的证据；Ⅱ 型为有内源性雌激素产生、FSH 及 PRL 水平正常；Ⅲ 型为 FSH 升高提示卵巢功能衰竭。此外，临床上将孕激素试验后能来月经的称为 Ⅰ 度闭经，提示不缺雌激素，仅缺乏孕激素；将用雌孕激素一个周期后才能来月经的称为 Ⅱ 度闭经，提示子宫反应正常，缺乏雌、孕激素。

病理性闭经中，原发闭经中以先天性疾病为多见，如各种性发育异常等；继发闭经多考虑后天发生的疾病，寻找闭经原因可从月经生理控制程序图采用由下生殖道逐级向上至卵巢、垂体、下丘脑或属整个下丘脑 – 垂体 – 卵巢轴系统的失调考虑，将按自下而上分别介绍。

二、诊断步骤

闭经种类繁多，诊断的关键是怎样有步骤地一层层由下生殖道开始向上至中枢神经系统寻找闭经原因的部位，然后再从这一部位中深入分析属哪一类的闭经，提出针对性的治疗。对于原发性闭经的患者，应注意检查性染色体，结合其他检查寻找病因。希望最后能寻找到病因，至少要将闭经原因定位于哪个水平。

（一）下生殖道闭经

原发闭经患者应注意检查下生殖道有无解剖异常。病史中月经流畅，妇科检查生殖道通畅即足以除外下生殖道闭经。

（二）子宫性闭经

子宫性闭经若用黄体酮撤退无反应；在周期用足量雌、孕激素亦无撤退；说明内膜对雌、孕激素无反应，可考虑为子宫性闭经。结合病史有无结核或重要感染或多次人工流产史等破坏内膜病史更可佐证。

若用黄体酮撤退有月经，就可以除外子宫性闭经。

（三）卵巢、垂体、下丘脑或神经性闭经

当已除外下生殖道与子宫性闭经后，需从卵巢向上鉴别卵巢、垂体、下丘脑或神经性闭经。首先测定促卵泡生成素（FSH）、促黄体生成素（LH）、雌二醇

（E_2）、孕酮（P）、睾酮（T）、和催乳激素（PRL）六项激素，从中鉴别闭经的原因部位。

（1）FSH＞40U/L、E_2低，考虑为卵巢性闭经，卵巢无卵泡发育，不分泌抑制素，FSH失去抑制而升高是诊断卵巢性闭经的重要标志，也称为高促性腺激素性腺功能低下性闭经。然后进一步从卵巢性闭经中寻找先天性或后天性的原因。

（2）FSH低、LH低、E_2低，属低促性腺激素性腺功能低下性闭经。属垂体或下丘脑性闭经，进一步区分垂体或下丘脑性。若病史中有产后出血休克史者即应考虑为垂体性闭经属席恩综合征，进一步检查涉及几个靶腺：性腺、肾上腺与甲状腺。然后除外该区有无肿瘤，若无肿瘤应寻找下丘脑与神经因素中的各种原因。

（3）GnRH刺激试验可证明垂体功能是否有反应。LH与FSH比例失调者，LH/FSH＞2～3时，考虑多囊卵巢综合征或少见的迟发性肾上腺皮质增生。

（4）PRL＞30ng/mL或＞880mU/L（WHO）属高催乳素血症，然后进行MRI或CT检查区分是肿瘤性还是功能性。

（5）P升高，而E_2和T下降，提示有性激素合成障碍，见于17α–羟化酶缺乏。

（6）当FSH与LH在正常范围时，需根据其他检查寻找闭经原因。测定上述这6种激素可大致区分闭经原因的部位，然后进一步分析该部位的可能原因，缩小寻找的范围。在诊断闭经时，医师对闭经原因有一个全面的了解，然后按照上述的方法层层寻找，寻找中不断补充详细的病史必能找到闭经的原因。

三、闭经的处理

前面介绍的闭经原因很多，处理方法各异，已在不同的闭经原因中介绍，这里不再重复，只是将一些共同的治疗原则作一介绍。

（一）病因治疗

部分患者去除病因后可恢复月经，如神经精神应激起因的患者应进行精神心理疏导，低体重或因节制饮食消瘦致闭经者应调整饮食、加强营养；运动性闭经者应适当减少运动量及训练强度，对于下丘脑（颅咽管肿瘤）、垂体肿瘤（不包括分泌催乳素的肿瘤）及卵巢肿瘤应手术去除肿瘤；含Y染色体的高促性腺性闭经，其性腺具恶性潜能，应尽快行性腺切除术；因生殖道畸形经血引流障碍而引起的闭经，应手术矫正使经血流出畅通。

（二）雌激素替代和（或）孕激素治疗

对青春期性幼稚及成人低雌激素血症者，为维持健康，预防骨质疏松，都需要补充雌激素与雄激素，维持女性特征与生理功能，提高女性的生活质量。用药原则如下。

（1）对青春期性幼稚患者，在身高尚未达到预期身高时，起始剂量应从小剂量开始，如17β-雌二醇或戊酸雌二醇0.5mg/d或结合雌激素0.3mg/d；在身高达到预期身高后，可增加剂量，如17β-雌二醇或戊酸雌二醇1～2mg/d或结合雌激素0.625～1.25mg/d促进性征进一步发育，待子宫发育后，可根据子宫内膜增殖程度定期加用孕激素或采用雌激素、孕激素序贯配方的制剂周期疗法。青春期女性的周期疗法建议选用天然或接近天然的雌激素与孕激素，如地屈孕酮和微粒化黄体酮，有利于生殖轴功能的恢复。

（2）成人低雌激素血症则先采用17β-雌二醇或戊酸雌二醇1～2mg/d或结合雌激素0.625mg/d以促进和维持全身健康和性征发育，待子宫发育后同样需根据子宫内膜增殖程度定期加用孕激素或采用雌、孕激素序贯配方的制剂周期疗法。有雄激素过多体征的患者可采用含抗雄激素作用的孕激素配方制剂。

（3）对有内源性雌激素水平的闭经患者则应定期采用孕激素，使子宫内膜定期撤退。

（三）针对疾病病理生理紊乱的内分泌治疗

根据闭经的病因及其病理生理机制，采用针对性内分泌药物治疗以纠正体内紊乱的激素水平，而达到治疗目的。如CAH患者应采用糖皮质激素长期治疗；对于有明显高雄激素体征的PCOS患者可采用雌孕激素联合的口服避孕药，合并胰岛素抵抗的PCOS患者可选用胰岛素增敏药；上述治疗可使患者恢复月经，部分患者可恢复排卵。

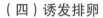

（四）诱发排卵

对于 WHO I 型闭经患者，即低 Gn 闭经患者，在采用雌激素治疗促进生殖器发育、子宫内膜已获得对雌孕激素的反应后，可采用人绝经后尿促性腺激素（hMG）联合人绒毛膜促性腺激素（hCG）促进卵泡发育及诱发排卵，由于可能导致卵巢过度刺激综合征（OHSS），严重者可危及生命，故使用促性腺素诱发排卵必须由有经验的医师在有 B 超和激素水平监测的条件下用药。

对于 WHO II 型闭经患者，即不排卵的闭经患者，应设法诱导卵子发育成熟，出现月经。由于患者体内有一定内源性雌激素，可首选氯米芬作为促排卵药物。

对于 WHO III 型闭经患者，即 FSH 升高的闭经患者，由于其卵巢功能衰竭，不建议采用促排卵药物治疗。

（五）辅助生育的治疗

希望生育的女性，如果是原发性卵巢性闭经无卵子者需采用辅助生育技术借卵生育。凡有卵子者均可用促排卵治疗，人工刺激卵子发育、排卵而受孕。

对于有生育要求，诱发排卵后未成功妊娠，或合并输卵管问题的闭经患者或男方因素不孕者可采用辅助生殖技术治疗。

第四节　高泌乳素血症

高泌乳素血症是指血泌乳素（PRL）水平持续超过正常范围时的病理状态。

一、高泌乳素（PRL）血症的临床表现

临床症状和体征由高泌乳素（PRL）血症的程度及其病因所决定。它由以下六部分组成：升高的泌乳素（PRL）对下丘脑－垂体－卵巢轴（HPO 轴）的抑制；占位引起的神经症状和压迫；肿瘤分泌过多的垂体促激素所致；原发病变所

致；雌激素不足与其他内分泌失调引起的问题；以及泌乳。这六部分既相互独立，又相互交叉影响，并不能绝对地区分清楚。总体来说，其临床症状和体征与血 PRL 升高的程度及病变程度相平行；然而，由于 PRL 分子的异质性及相关生物活性的差异，因此有时临床表现并不与 PRL 升高的程度相平行；此外与垂体占位病变扩展的方向和程度也有关。

临床表现有性别差异，此处仅介绍女性。

（一）女性在育龄期发病，因 HPO 轴受抑制，较早即可出现各种类型月经失调

有月经但黄体功能不足或无排卵或排卵不规则、月经稀发、闭经，以及相伴的生育障碍（包括不孕、孕史不良或重复性流产）。育龄期高泌乳素血症的症状通常与 PRL 的水平相平行。有报道称，女性血 PRL 显著升高，> 100ng/mL 时常有闭经和泌乳；血 PRL 中度升高，> 50ng/mL，< 76ng/mL 时出现月经稀少；血 PRL 轻度升高，> 30ng/mL 但< 51ng/mL 时常出现黄体期缩短，性欲下降和不能受孕。女性隐秘型高泌乳素血症（PRL 一过性升高）也常伴有排卵障碍、黄体功能不足。

虽然高泌乳素血症女性体内雄激素活性相对升高，但发生性功能障碍比例高于血泌乳素正常的健康女性。在一个小样本研究中，25 例性活跃期女性有血泌乳素异常升高，其性功能指数（FSFI）明显低于正常对照组；诊断为性功能障碍者在高泌乳素血症组为 88%，而在正常对照组为 25%。

在青春期前发病，其生长发育因 HPO 轴受抑制而停滞。在青春期发病，会出现青春发育停滞或延迟、原发闭经或月经失调和泌乳。在更年期发病，可出现提前闭经和泌乳。

（二）占位病变的局部影响

占位病变多为无分泌功能的垂体大腺瘤或其鞍外的扩展及其他性质的占位病变。局部占位引起的症状取决于病变的大小和鞍外扩展的方向与程度。育龄期女性垂体泌乳素瘤，由于其血 PRL 的升高导致月经和生殖问题出现较早，多数患者的占位病变尚未发展到出现明显的压迫症状时，已得到有效治疗，因此局部压迫症状出现的频率较无分泌激素肿瘤的患者要少得多。在压迫症状中，常见有位

于前额、鼻梁、眶部或颞部的头痛，多为胀痛；肿瘤扩展导致颅内压升高时，头痛持续，并伴恶心和头痛。另一常见的症状是第Ⅱ对脑神经—视神经在鞍上交叉处受压，依据鞍上扩展的情况，受压的部位不同，可出现不同程度的视野缺损，从完全性双颞侧偏盲至小的部分象限缺损或暗点。此外有研究报道，个别微腺瘤早期生长分流了供应视交叉的血运，可能导致视交叉中部缺血，也会出现双颞侧视野受损。肿瘤扩展到海绵窦，压迫脑神经Ⅲ、Ⅳ、V_1、V_2和Ⅵ时会出现眼肌麻痹和脑神经V_1分布区疼痛和感觉过敏，但这种情况相对少见；颈动脉可被肿瘤包裹。偶尔会发生颅底广泛受侵蚀，导致脑神经内陷和重要脑结构受压。鞍外其他方向的扩展可能引起颞叶癫痫和脑积水。这种大肿瘤不多见，但并不罕见，此时需与癌进行鉴别。

占位病变在局部直接压迫垂体或下丘脑/垂体柄，导致垂体功能低落。随肿瘤体积的增大，出现一种或多种垂体促激素不足的可能性增大。

儿童、青春期和老年期常因压迫症状就诊，才发现患有大腺瘤。这些生理阶段中大腺瘤的比例明显高于育龄期。

（三）部分分泌其他促激素的垂体瘤

除了可能因压迫，影响 PIF 的产量、转运和功能，导致 PRL 升高而产生的临床表现外，还有相应过多的促激素所导致的临床问题，比如过多的 ACTH 导致皮质醇增多症、过多的 GH 导致肢端肥大症等。此外，分泌泌乳素的垂体瘤也能分泌其他促激素。最多见的组合是与分泌 GH 的组合，肢端肥大症较少见，发现时多为大腺瘤；其他还有与 ACTH、TSH 及 FSH 的组合，可能还有相应的临床表现。

（四）原发病变

如原发性甲状腺功能减退症使 TRH 增多，出现高 PRL 血症的同时，患者还有甲状腺功能减退症的症状和体征。

（五）雌激素不足与其他内分泌失调所致的临床表现

因 HPO 轴受抑制或升高的泌乳素直接抑制卵巢合成甾体激素，依据血 PRL 升高的程度，或 HPO 轴受抑制的程度，患者有不同程度的雌激素不足。雌激素不足除了会导致前述的月经和生育问题外，在儿童和青春期，还可致性征发育障碍；骨量积累减少，使将来的骨峰值降低；在育龄期，不仅影响性生活质量，还使骨量丢失加快。20% ~ 30% 的高泌乳素血症患者可能因雄激素水平相对过高而有多毛和痤疮。发病初期常伴有体重增加，可增重 5 ~ 10kg 或以上，可能与部分患者的胰岛素抵抗有关。

（六）泌乳

非孕期、非哺乳期的泌乳属于异常泌乳。高泌乳素血症患者常有泌乳。其特点是乳样物，显微镜下可见脂滴，当脂含量较少时，分泌物偏向较清亮，乳样物无血细胞或其他异常物质。

二、高泌乳素血症的诊断

高泌乳素血症的诊断分为两部分：高泌乳素血症的确定和高泌乳素血症病因的确定。

（一）高泌乳素血症的确定

血泌乳素水平持续超过正常范围的状态才被确定有高泌乳素血症，问题是应对什么人取血样来检测泌乳素，取血样的条件，用什么方法来检测，如何控制检测的质量，从而获得可信的数值，并及时得到诊断。

1. 病史、常规体检、妇科检查和临床表现

可以大致明确应该对谁进行血泌乳素的检测。若女性有与其生理阶段（儿童期、青春期、育龄期、绝经期、老年期）不相适应的，并可能与高泌乳素血症相联系的一组特征性临床症状和体征及其发展过程（详见高泌乳素血症的临床表现），令人怀疑其存在高泌乳素血症或需除外高泌乳素血症时，应告知这些女性，她们需要检测血泌乳素。

2. 检测血泌乳素

血中泌乳素的浓度位于每毫升（mL）中的纳克（ng）级，属于微量物质。虽然含量微少，但测定血泌乳素的方法已较成熟，各级医院都可进行该项检测。若按要求取血样，从各实验室符合质量要求的检验中获得的血泌乳素值都可以采用。现已被公认的血泌乳素的正常值范围为 5 ~ 25ng/mL 或 10 ~ 28ng/mL 或

200～800mU/L 之间。表明从各地、各实验室可以得到大致相同的正常值范围，那么，为什么有时从不同地区、不同实验室获得的同一患者相同状态下的泌乳素值有高达10倍以上的差别呢？这种情况可发生在血泌乳素水平正常的女性，却被报告有高泌乳素血症，从而引起随后的一系列检查，不当的医疗干预，给女性带来了本不该承受的精神、躯体和经济负担；也有发生在高泌乳素血症的患者，却被报告为泌乳素水平正常或与其真实泌乳素水平差值大，而出现漏诊或过诊，可能延误或过度治疗。遇到这种情况，面对不同的数据，如何判断？临床医师需要仔细了解这个数值是怎么得到的。

（1）试剂盒和检测仪符合要求吗？现有多种商业试剂盒和高度自动化的检测仪供临床快速而准确地获得血泌乳素的水平。试剂盒和检测仪的名称多种多样，但大多数都基于抗体与抗原相结合的免疫反应，而且待测血样泌乳素蛋白的抗原与标准已知浓度泌乳素蛋白的抗原以相同程度竞争性地与反应系统中的抗体结合。在反应系统中还有可代表不同泌乳素浓度的指示剂。如在以颜色作为指示剂的试剂盒，当反应终止时，反应体系可呈现出一种色调的颜色，但其深浅程度不同，深浅的不同代表着被测定血中不同浓度的泌乳素。这种深浅程度再以光的信号被检测仪探查到，经与标准曲线比对后，得到测定值。这是特异性地检测血中微量物质的常用方法。准备购买的试剂盒和检测仪是否能满足临床对其准确度和精确性的需求呢？准确度是指能反映血中真实泌乳素水平的程度；精确性是指获得测定值的稳定程度，在多数情况下，商售的试剂盒与测定仪是能满足临床需要的。但也有例外，因此对准备购进的试剂盒和检测仪，应了解其准确度和精确性；若按传统的方法学来认识准确度和精确性是个繁杂的过程。在此建议可利用目前临床检验中，已作为常规的、简便的血清对照标本质量控制方法来了解其准确度和精确性。

（2）检验的质量控制合格吗？来自多方面的误差影响检验值的可靠性。误差可来自：待测样本；操作者每一步的操作；试剂；检测仪；甚至环境的温度、湿度等。为使检测质量适应临床需要，应对每次测定进行质量控制，临床医师应主动了解检验的质控水平，并要求提供质控合格的报告。

（3）取血样时间合适吗？取血样时间应在空腹、上午10时后，非应激状态下取合格的血样，按规定分离出血清待测。

（4）知晓本实验室测定值单位和正常值。常见的单位有两种：一种是重量单位，用 ng/mL 表示，意思是每毫升血清中含有泌乳素的纳克数；另一种是国际单位，来自最初标定泌乳素的生物活性时所定义的单位，用 mU/L 表示，意思是每升血清中含有泌乳素的国际单位数。两种单位之间的转换系数取决于商业试剂盒标准品的来源，标准品来源不同的试剂盒，两种单位之间的转换系数是不同的，大概是在 20 ～ 40，即 ng/mL ×（20 ～ 40）=mU/L。检验报告上的单位是由所购试剂盒规定，临床应用时不必强求单位相同。重要的是应建立所用试剂盒和相应检测仪所在实验室环境下的正常值范围，才能确定该实验室的异常值。比如，北京协和医院妇科内分泌实验室在 1900 年之前应用世界卫生组织放射免疫配对试剂盒，那时根据 51 例正常女性月经周期激素水平的数据，将高泌乳素血症定义为血泌乳素浓度＞ 880mU/mL。而目前采用电化学发光法，罗氏公司的配对试剂盒及相应的自动化分析仪，则将血泌乳素浓度＞ 515mU/L 定义为高泌乳素血症。

（5）是否需要将血清稀释后再检测？鉴于检测系统的抗体是定量的，有时血中泌乳素升高程度严重，可能使定量的抗体完全被饱和，而出现一个与临床表现或影像学检查不相称的假低值，称为"钩子或钩镰现象"。若遇此情况，而且临床怀疑泌乳素水平可能升高严重，并可能与垂体泌乳素瘤有关，建议应将血清按1 ∶ 100 稀释，并将稀释后样本与未经稀释的样本在同一次测定中进行检测，以获得正确的测定值。

（6）应结合临床评价报告和必要的进一步分析。"检验值结合临床"本是综合判断检验质量方法中的一个组成部分。若发现测得值与临床表现不符合，第一，了解测定的质量，控制血清的变异系数是否符合要求；或第二，再次取样重复测定；或第三，若有不能解释的泌乳素水平与临床表现的不一致，应怀疑可能与大泌乳素分子有关，可用层析纯化分离蛋白的方法进一步分析。临床常规不进行这种繁杂分析。然而最近有研究（2002 年，2005 年，2007 年）指出，对怀疑患者有大分子泌乳素的高泌乳素血症，应常规进行大分子泌乳素的筛查，以做出正确诊断，避免不必要的干预。

（7）做出高泌乳素血症的诊断，需 2 次以上的重复测定。若获得血泌乳素值过程中所有环节的操作质量都合格，通常一天内任何时间的单次血样测定值足以明确是否有高泌乳素血症。但是，在生理情况下，由于泌乳素分泌的脉冲式特性及躯体和心理的应激可能使血泌乳素水平升高达 25 ～ 40ng/mL。因此，在诊断高泌乳素血症之前应进行重复测定。

（二）高泌乳素血症病因的确定

以下几方面的操作将有助于逐步明确导致高泌乳素血症的病因。

（1）病史。

应按常规逐项采集病史，包括主诉、现病史、既往史、个人史、家族史、用药史。现病史，除常规询问外，还应特别关注其生长发育、月经改变，泌乳与否，体重的变化，神经与精神的症状，目前的生殖轴发育状态是否与生理分期一致等。既往史包括详细的生长发育、月经、生育、性生活及各科疾病与手术史；个人史还应包括生活和工作压力、心理承受力等；家族史应注意遗传病史及肿瘤患病情况。

（2）临床表现和体检。

（3）必要的实验室检查。

（4）必要时的眼部视野检查。

（5）鞍区影像学检查。

（6）多学科专科会诊和共管。

通过（1）、（2）和（3）可以明确是否为生理性（主要是妊娠和哺乳）或除外生理性。首先明确是否有一些诱因，如神经、精神因素；然后是药物性因素、疾病及肿瘤等。详细的用药史、药物与出现高泌乳素血症症状与体征（如月经紊乱和泌乳等）的时间关系，可以提供是否为"药物性"的线索，停用相关药物或换用不影响血 PRL 水平的药物后，血 PRL 水平很快恢复正常，即可明确为"药物性"。疾病中，如原发性甲状腺功能减退症，临床表现有甲状腺功能减退症症状和体征；实验室检测显示血 TSH 水平异常升高，游离 T_1 或 T_4 水平低于正常。

通过多学科专科会诊可协助确认病因和处理。通过（4）和（5），尤其（5）可以检测到下丘脑和垂体的占位病变；结合（1）、（2）和（3）进行综合评价，可为占位病变的性质和程度提供线索。

三、高泌乳素血症的治疗

明确诊断后即应该考虑治疗，治疗的目的是纠正分泌过多的泌乳素；消除临床症状；恢复垂体功能、恢复正常月经、排卵和生育力；制止病情进展；预防复发。有些患者，因其病情需要不能改变其专科治疗，但患者对持续存在的高泌乳素血症引起的月经失调，要求治疗，希望恢复月经。此时可在专科医师允许的情况下，给予对症处理，比如给予 DA 激动药，使泌乳素异常升高的严重程度缓解，有些患者即可恢复月经；若服用 DA 激动药后，泌乳素明显下降，但仍然闭经，可给予适量性激素，恢复行经。

垂体其他促激素肿瘤引起的其他内分泌问题应推荐由内分泌科给予处理。下丘脑 - 垂体的一些病变，如炎症性、免疫性等也应去专科治疗。需由妇科内分泌医生处理的是高泌乳素血症引起的 HPO 轴受抑制的临床问题及垂体泌乳素瘤引发的临床问题。对这两方面的治疗手段主要有 3 种：药物、手术和放射治疗，但以药物疗法为一线治疗。

（一）药物疗法

DA 激动药类药物是针对发生高泌乳素血症的直接原因——DA 活性不足，而开发出来的一类药物。该类药物至少都能激动垂体泌乳素细胞上的 D2 组受体，抑制泌乳素的分泌，因此适合用于所有高泌乳素血症，包括垂体瘤。该类药物起效快，疗效十分显著，可使 80% ~ 90% 患者的泌乳素水平降至正常范围；90% ~ 95% 的月经失调者恢复排卵和月经；70% ~ 80% 不孕的女性获得妊娠；恢复正常程序的生长和青春发育。能迅速缩小泌乳素大腺瘤的体积，直径 2.5cm 以上的大腺瘤，其体积缩小更明显，80% 大腺瘤缩小，80% 患者的泌乳素恢复正常；可使 90% 以上泌乳素微腺瘤患者的泌乳素降至正常；80% ~ 90% 肿瘤患者视野改善。该类药没有手术或放疗的合并症。但该类药物需长期服用，并可能有除 D2 组外其他类型 DA 受体被激动后引起的不良反应，如锥体外系的不良反应。因此，提高对受体选择性是该类药物的一个研究进展方向。尽管该类药物有不尽如人意之处，但与手术及放疗比较，总体疗效最好，不良反应最小，从多年前起至今，均肯定该类药物为治疗包括泌乳素大腺瘤在内的高泌乳素血症首选（一线）疗法。

该类药物已有多种。甲磺酸溴隐亭（溴隐亭，BRC，也称之为 CB154）是第一个在临床应用的多巴胺激动药。该药开发几乎与泌乳素分子结构确立的过程同步，在建立放射免疫测定泌乳素方法的同年（1971 年）即进入医药市场，临床应用至今已 40 多年。口服吸收好，血浓度在口服后 1 ~ 3 小时达峰值。1 次口服片剂 2.5mg，作用持续 9 小时，血浆半衰期为 3 ~ 4 小时，14 小时之后，在血中几乎不能检测到该药，因此 1 天剂量要分 2 ~ 3 次服用。为了减少药物不良反应，口服用药从 1.25mg/d 开始，根据患者对药物的敏感性和耐受性，每 3 ~ 7 天加量 1 次，逐渐增量至治疗量，常规量 1 次 2.5mg，每天 2 ~ 3 次；也有极度敏感者，每天 0.625 ~ 1.25mg 即可控制住血泌乳素水平，月经正常并能受孕；最大剂量为 15mg/d。若疗效欠佳考虑为溴隐亭抵抗。当血泌乳素降至正常，可以逐步减量，长期服用低剂量，甚至低至 0.625mg/d 可以维持血泌乳素在正常范围。剂量的调整依据是血泌乳素水平。溴隐亭的不良反应主要是恶心、呕吐、头晕、头痛、便秘，多数病例短期内消失。由小剂量起始逐渐加量的给药方法可减少不良反应，如在增加剂量时出现明显不耐受现象，可减少递增剂量及减慢加量的进程。与食物同服或睡前服用也是减少其不良反应的措施。大剂量时可能发生雷诺现象和心律失常。该药最严重的不良反应是初剂量时少数患者发生直立（体位）性低血压，个别患者可出现意识丧失，故开始时剂量一定要小，服药时不要做那些可使血压下降的活动如突然起立、热水淋浴或泡澡。溴隐亭治疗期间不要同时使用致血泌乳素升高的药物。长期服用高于 30mg/d 剂量时，个别患者可能发生腹膜后纤维化。随用药时间的延长，不良反应可缓解甚至消失。但有 5% ~ 10% 的泌乳素瘤患者不能耐受较大的剂量而停药。阴道用药 1 次 2.5mg（片剂），11 小时之后，血泌乳素达最大的降低，维持 12 小时，只需每天 1 次用药，并可减少口服不良反应，当不能耐受口服用药时，可选择该途径。一部分不育患者，服用溴隐亭治疗获得妊娠，在早孕期常需孕激素补充黄体功能，可避免孕早期流产；若合并其他器质性病变，应同时进行针对性治疗；若血泌乳素水平已降至正常，也未发现其他导致不育的原因，但卵泡发育仍受限、不能排卵或不能受孕，可合并应用其他促排卵治疗，甚至生殖辅助的手段。

甲磺酸 α – 二氢麦角隐亭（克瑞帕），是新一代高选择性多巴胺 D2 受体激动药，其在麦角碱分子上的结构改良——在 C9 和 C10 位置的双链结构，使其具有杰出的多巴胺能活性，并且避免了对肾上腺素能及血清素通道的交叉作用，不良反应更小，患者长期耐受性高，是溴隐亭的更新换代产品。服药方法如下。

初始治疗患者：

（1）甲磺酸 α – 二氢麦角隐亭从 5mg（1/4 片），每天 2 次开始，1 ~ 2 周后加量至 10mg，每天 2 次，并根据患者血清泌乳素的变化，逐步调整至最佳剂量维持，最高不超过每天 60mg。

（2）从溴隐亭转换的患者：以正在服用的溴隐亭的剂量按照 1 ∶ 2 的比例进行转换。即 2.5mg 溴隐亭相当于 5mg 甲磺酸 α–二氢麦角隐亭。

6–烯丙基 –N–[3–（二甲基氨基）丙基]–N–（乙基氨基甲酰基）麦角林 –8–甲酰胺｛卡麦角林,6–Allyl–N–[3–（dimethylamino）propyl]–N–（methylcarbamoyl）ergoline–8–carbox–amide，Cabergoline，CAB｝，是具有高度选择性的多巴胺 D2 受体激动药，是溴隐亭的换代药物，抑制泌乳素的作用更强大而不良反应相对减少，作用时间更长。对溴隐亭抵抗（每天 15mg 溴隐亭效果不满意）或不耐受溴隐亭治疗的泌乳素腺瘤患者改用这些新型多巴胺激动药仍有 50% 以上有效。卡麦角林与其他 DA 激动药的不同在于有非常长的半衰期，为 65 小时，只需每周给药 1 ~ 2 次，常用剂量 0.5 ~ 2.0mg（1 ~ 4 片）。作用时间的延长是由于从垂体组织中清除缓慢，与垂体 DA 受体的亲和力高，广泛的肠肝再循环。口服后，3 小时内就可以检测到泌乳素的降低，然后逐渐下降，在 48 ~ 120 小时效应达到一个平台期；坚持每周给药，泌乳素持续下降。不良反应少，很少出现恶心、呕吐等，患者顺应性较溴隐亭更好，对溴隐亭耐药或不能耐受时可选用此药。

克瑞帕和卡麦角林无妊娠期使用的资料，假如患者有生育要求，溴隐亭有更加确定的安全性，可能是更好的选择。美国 FDA 只批准溴隐亭可用于诱导排卵。

（二）手术治疗

由于垂体的解剖位置及在内分泌方面的重要作用，垂体腺瘤可以出现由于肿瘤压迫和下丘脑 – 垂体轴功能紊乱而导致局部或全身各系统功能紊乱，治疗起来有一定的困难。近年来，随着神经导航及内镜等仪器设备的发展及手术微创技术水平的提高使经蝶窦入路手术更精确、更安全、损伤更小、并发症更少，因此，经蝶窦入路手术也是垂体泌乳素腺瘤患者除药物治疗之外的另一选择。

手术适应证包括以下几方面。

（1）药物治疗无效或效果欠佳者。

（2）药物治疗反应较大不能耐受者。

（3）巨大垂体腺瘤伴有明显视力视野障碍，药物治疗一段时间后无明显改善者。

（4）侵袭性垂体腺瘤伴有脑脊液鼻漏者。

（5）拒绝长期服用药物治疗者。手术也可以治疗复发的垂体腺瘤。在药物治疗之前或之后也可以采用手术治疗。

手术后，均需要进行全面的垂体功能评估。存在垂体功能低下的患者需要给予相应的内分泌激素替代治疗。手术后 3 个月应行影像学检查，结合内分泌学变化，了解肿瘤切除程度。视情况每 6 个月或 1 年再复查 1 次。手术后仍有肿瘤残余的患者，需要进一步采用药物或放射治疗。

若针对垂体泌乳素腺瘤给予手术治疗，可使 70% 微腺瘤患者的泌乳素恢复正常，但仅能使 10% ~ 20% 的大腺瘤患者的泌乳素降至正常，长期手术治愈率，微腺瘤为 58%，大腺瘤为 26%，手术疗效显然差于药物治疗。手术还需承担下列风险：瘤体不易切净；颅内感染和出血；脑脊液漏；损伤垂体功能；卒中；视神经损伤；尿崩症；复发率 20%；复发后重复手术可治其中的 1/3 患者，但合并症的发生率更高；病死率在微腺瘤为 0.3%，在大腺瘤为 0.9%。因此，对生长发育期或生育期未育的大腺瘤患者选择手术尤应慎重，临床上可见此类患者因手术损伤，术后长期垂体功能低落，闭经和不孕。其他肿瘤如颅咽管瘤或无功能性垂体瘤可以优先考虑采用手术。

（三）放射治疗

由于手术与药物治疗的发展，各种垂体瘤的放射治疗病例已越来越少。随着立体定位放射外科（伽马刀、X 刀、质子射线）的发展，文献中对部分选择性的泌乳素腺瘤患者采用立体定向放射治疗的报告日渐增多。综合文献报告，放射治疗主要适用于大的侵袭性肿瘤、术后残留或复发的肿瘤；药物治疗无效或不能耐受药物治疗不良反应的患者；有手术禁忌或拒绝手术的患者及部分不愿长期服药的患者。选择新型的放射治疗，同样要慎重，避免滥用而带来终身遗憾。只在耐药或手术失败，如术后海绵窦残留肿瘤时考虑选用。

第五节　子宫内膜异位症

子宫内膜异位症是子宫内膜腺体和间质出现在子宫以外的部位引起的病症。异位的子宫内膜最常见种植于盆腔，也偶见位于远处器官。

子宫内膜异位症是一种常见、慢性、良性的雌激素依赖性疾病，可导致多种不适，如痛经、性交痛、不育等。但也可无症状，仅在手术时偶然发现。

子宫内膜异位症的发病率不详，在育龄女性中约为10%，合并不孕者为40% ~ 50%。近年来在中国的发病率不断上升，已经成为妇科的多发病和常见病。

一、临床表现

子宫内膜异位症的基本病变，是异位的子宫内膜在卵巢激素的作用下，发生周期性的出血，局部形成以经血为主的斑片、结节或囊肿。由于渗出的经血对周围组织的刺激而形成炎症及粘连。病变最多见于盆腔腹膜、卵巢及直肠子宫窝，也可发生于全身其他部位。

（一）症状

盆腔，包括卵巢、直肠子宫窝、宫骶韧带、子宫和输卵管表面等部位是子宫内膜异位症最主要的累及部位，由此导致痛经、下腹痛、性交痛、不育等临床症状。除生殖官以外，还可有其他受累器官或系统的症状，比如，月经期肛门坠胀、排便时疼痛或困难，尿痛、尿频、尿急等，严重者可出现周期性尿血或便血。胸膜及肺部受累可出现周期性胸痛，呼吸困难、咯血、鼻出血，经期气胸或胸膜渗液。腹壁或会阴切口病灶以局部疼痛为主，一般为持续性，经期加重，并伴有结节增大。

1. 痛经及下腹痛

继发性和渐进性痛经为其主要症状，发生率超过 70%。多数为周期性疼痛，表现为月经前 2 ~ 3 天开始下腹痛，持续整个经期并可延续至月经后，病情逐渐加重后，可出现持续性疼痛，所谓慢性盆腔痛。发生痛经的原因可能是异位病灶的周期性出血刺激腹膜，并释放炎性因子和疼痛介质，也与病灶导致神经功能紊乱相关。下腹痛多位于盆腔及腰骶部，并可放射到会阴、肛门或股（大腿）部，症状的个体差异较大，有的早期并无症状。疼痛的有无和程度，与病变部位、深度及是否涉及神经有关。卵巢巧克力囊肿破裂时也可出现急性剧腹痛。

2. 性交痛

子宫内膜异位症患者的性交痛为深部性交痛，即当患者进行阴道性交时发生盆腔深部疼痛，而不是阴道口疼痛。严重的深部性交痛及排便疼痛通常提示病变涉及直肠子宫窝、宫骶韧带及阴道直肠隔。

3. 不育

约 25% 的不育与子宫内膜异位症相关，而在子宫内膜异位症病例中有 40% ~ 50% 伴发不孕。轻度子宫内膜异位症患者发生不孕的原因不明。这类患者盆腔的病变轻微，并无解剖学结构的异常，却伴有顽固的不孕，可能与子宫内膜异位症病灶产生较多的前列腺素、金属蛋白酶、细胞因子和趋化因子等导致的炎性过程，损伤了卵巢、腹膜、输卵管和子宫内膜功能，导致卵泡发育、受精及着床的障碍。重度子宫内膜异位症肯定与不育相关，严重的粘连可导致排卵、精子在腹腔的游走及输卵管捡拾卵子困难。同时，轻度子宫内膜异位症患者不育的上述机制也可能参与其中。此外，重度子宫内膜异位症患者生育能力下降也与卵子耗竭或卵子受精能力下降有关，例如既往双侧卵巢手术史，一侧附件切除而对侧卵巢囊肿剔除等都使患者对促排卵治疗反应变差。

（二）体征

盆腔检查的发现取决于子宫内膜异位症病情的轻重及病变的位置。典型的子宫内膜异位症盆腔检查时发现子宫后倾固定，宫旁增厚、压痛，子宫后壁、子宫骶骨韧带、直肠子宫窝处有触痛结节。严重的可以向下浸润阴道后穹隆和直肠阴道隔。如合并卵巢巧克力囊肿，则宫旁一侧或两侧可及粘连并有压痛的囊性包块。由于病变常位于直肠子宫窝及宫骶韧带，应该重视对患者进行盆腔三合诊的检查。腹壁或外阴切口、脐部、宫颈、阴道后穹隆等浅表部位的病灶，肉眼或窥视时，局部可见到蓝紫色结节，或可触及痛性病灶。

二、诊断

子宫内膜异位症病变分布广泛，依次为卵巢、直肠子宫窝、盆腔腹膜、手术伤口、膀胱、子宫颈、输卵管、肠壁（阑尾）外阴、阴道、输尿管、脐、四肢、鼻、胸、肺、肝胆、胃、脾、腹股沟、坐骨神经等。通过患者的症状、体征、辅助检查和手术中发现及病理可以做出诊断。

（一）病理诊断

大体外观多种多样，局部病灶呈斑片、结节、瘢痕或水疱状，色泽不一。Jansen 报道病灶可呈黑蓝、棕黄、白、红、无色透明等多种颜色。其中红色为较早期病灶，与在位内膜相似，病变活跃，容易扩散。白色放射状病变系瘢痕性改变，含异位的腺体或间质较少。黑蓝或棕色病变有坏死出血组织。卵巢表面及其皮质中的子宫内膜异位病灶因其反复出血而形成单个或多个囊肿，称为子宫内膜异位囊肿，囊肿内含暗棕色糊状陈旧血，状似巧克力，故亦称为卵巢巧克力囊肿。

镜下所见，典型的子宫内膜异位症可在显微镜下见到 3 种成分：内膜上皮、腺体和间质。如镜下见到 3 种成分中的 1 ~ 2 种即可诊断，或在纤维结缔组织中见到吞噬细胞中有含铁血黄素，可诊断为病变符合子宫内膜异位症。

（二）临床诊断

子宫内膜异位症是妇科多发病，根据症状和体征即可初步做出诊断。但术前的确诊率并不高。分析其原因首先是过分依赖所谓的典型症状和体征，如不育、痛经、性交痛、子宫后位固定、盆腔粘连、附件包块等。子宫内膜异位症因部位不同临床表现变化较大。国内报道 389 例中，痛经仅占 50.6%，且痛经与病变轻重、包块大小并不完全平行，肿块大者并不一定有痛经。卵巢巧克力囊肿亦变化多样，活动的囊肿常不易与卵巢囊性畸胎瘤等赘生性囊肿相区别，囊肿与子宫紧贴时有可能误认为子宫浆膜下肌瘤。直肠子宫窝的结节和卵巢癌有时难于鉴别，子宫内膜异位所致的盆腔粘连，结节与压痛常难与盆腔结核鉴别，或诊断为一般盆腔炎症。其次，有些妇科医师对子宫内膜异位症所致的子宫骶骨韧带和直肠子宫窝的病变认识不足，盆腔检查时不做三合诊检查，以致遗漏子宫内膜异位症的痛性结节。腹腔镜检查并活检有助于明确诊断。

（三）腹腔镜诊断

腹腔镜检查诊断子宫内膜异位症比较满意，以组织学诊断作为金标准，腹腔镜检查的敏感性和特异性分别为 94% ~ 97% 及 77% ~ 85%。诊断的准确性与医师的经验有关。

1. 盆腔腹膜表面病灶的诊断

镜下系统地仔细观察各盆器及浆膜面有无不同颜色的斑片、结节样或瘢痕状的异位病灶。如发现卵巢粘连在阔韧带后叶或直肠子宫窝处，在通畅的输卵管附近发现卵巢输卵管粘连，或无炎性粘连的盆腔内有较多腹水时，常提示有子宫内膜异位症的可能。可疑处应取活检，取活检时要警惕将盆底静脉误认为蓝色结节，而导致活跃出血。遇输尿管或血管走行部位及肠曲表面的病灶不宜活检。

2. 卵巢子宫内膜异位囊肿（又称卵巢巧克力囊肿）

镜下可见囊肿壁厚，呈蓝白色或隐约的咖啡色，与周围组织有粘连，表面可见蓝点或咖啡色斑块。分离囊肿与周围组织的粘连过程中囊肿常破裂，流出棕色黏稠液，似巧克力液，应考虑卵巢子宫内膜异位囊肿，若为暗红血性稀液需除外卵巢赘生性肿瘤。

三、治疗

子宫内膜异位症是一种慢性病，应有长期的治疗方案，同时应尽量减少药物应用，并避免重复手术。子宫内膜异位症的症状主要为疼痛（盆腔痛）不育和盆腔包块，因此治疗也应针对此三方面进行。治疗上强调个体化，应兼顾患者年龄、生育要求、疼痛程度、临床期别、病灶部位（有无合并卵巢子宫内膜异位囊肿、腺肌病或已涉及生殖器以外的脏器）、以往治疗史及其疗效、经济及随诊条件等而决定。

（一）针对盆腔疼痛的治疗

总体来说，止痛治疗可选择镇痛药、孕激素复合口服避孕药、其他激素类药物或手术治疗。镇痛药和口服避孕药仅对轻度疼痛患者有效，而中、重度疼痛应选择 GnRH-a 等更强效的激素类药。但是，药物治疗并不能彻底去除病灶、改善生育或缓解粘连，所以对于病变较重的患者还需要手术干预。

1.药物治疗

（1）镇痛药：非甾体类抗炎药（NSAIDs）证实对子宫内膜异位症疼痛有效，尤其对于轻度患者，其购买方便，价格较便宜，不良反应可接受。建议刚出现痛经即应用药，不要等最痛时再用，否则药效不佳。

（2）口服避孕药：孕激素复合口服避孕药适用于轻度疼痛且有避孕要求的患者，且可长期应用。其作用机制主要为子宫内膜孕激素化及内膜萎缩，异位内膜也会有类似作用。一项安慰剂对照的随机对照研究证实口服避孕药可缓解子宫内膜异位症患者痛经。使用时可周期使用，或连续应用，研究证实口服避孕药周期性应用对疼痛的缓解不如 GnRH-a，但连续应用的效果与 GnRH-a 比较尚不肯定。总体来说，连续应用的效果优于周期性用药，如患者对周期性用药的效果不佳，可转为连续应用 2 ~ 3 个月再停药。不良反应主要为突破性出血。

（3）其他激素治疗：上述药物治疗不良反应较小，可作为经验性治疗，并可长期应用。但是，如用药 3 ~ 4 个月不能很好缓解症状时，应行腹腔镜检查明确子宫内膜异位症的诊断，术中尽量去除病灶，术后疼痛如不能缓解，可选择更强效的激素类药物。其主要包括以下几类。

①孕激素类药物：其作用机制是通过抑制下丘脑及垂体促性腺激素的分泌，而抑制排卵，从而抑制卵巢激素的分泌。同时，孕激素也可使在位及异位子宫内膜蜕膜化，进而萎缩。服药后患者血清雌二醇（E_2）的水平虽有降低，相当于早卵泡期，但没有低雌激素的症状，常用孕激素为醋酸甲羟孕酮（MPA），可每天口服甲羟孕酮 10 ~ 30mg，或普维拉 30 ~ 50mg，或狄波普维拉 100mg 每 2 周肌内注射 1 次。其他孕激素包括炔诺酮 2.5 ~ 5mg，醋酸甲地孕酮 4 ~ 8mg 或每周肌内注射己酸孕酮 250mg，一般推荐持续 6 ~ 12 个月。超过 80% 的患者用药后疼痛症状完全或部分缓解。例如，研究证实狄波醋酸甲羟孕酮 104mg 每 3 个月 1 次与 GnRH-a 3.75mg 每 4 周 1 次连续 6 个月相比，缓解疼痛的效果相当，其他类型孕激素的研究也得到类似结论。主要不良反应有轻度恶心、突破出血、水肿、头痛、体重增加、乳房增大、血转氨酶升高。另外，值得一提的孕激素是左炔诺孕酮宫内缓释系统（LNG-IUS，曼月乐），放置 1 年后，多数研究发现其可

明显缓解术后慢性盆腔痛和痛经。其疗效较 GnRH-a 相当或稍弱。主要不良反应是阴道点滴出血或闭经，但无后者骨质疏松的作用，也无其他全身不良反应，药物可起效 5 年。

②丹那唑或内美通（国产药称为孕三烯酮）：均是睾酮衍生物。其作用机制是抑制卵巢功能，使性激素分泌减低，内膜萎缩，引起闭经。并通过与性激素结合球蛋白（SHBG）结合，血中游离睾酮升高，故有男性化不良反应。用药剂量丹那唑每天 600 ~ 800mg。从周期第一天起开始服用，疗效出现后可以酌情减量，但不低于每天 400mg，以免引起突破出血。内美通月经第一天起每周 2 次，每次 2.5mg，连续服用至少 6 个月。停药后可恢复月经。其不良反应主要有男性化作用如多毛、痤疮、体重增加等，及绝经期症状，如潮热、盗汗、失眠、头痛等。此类药主要通过肝代谢，可损伤肝细胞，导致血转氨酶升高。有研究证实，其缓解子宫内膜异位症相关疼痛或抑制种植病灶方面的疗效与 GnRH-a 相当，但不良反应更大。主要是因为 GnRH-a 相关的低雌激素状态可以用反向添加治疗来缓解，而丹那唑相关的男性化更难处理。

③促性腺激素释放激素激动药（GnRH-a）：该药是一种 GnRH 类似物，用药后通过垂体卵巢轴降调节作用，抑制垂体促性腺激素的释放，致卵巢分泌雌激素及孕激素下降达绝经后水平，内膜萎缩，形成药物性绝经。目前常用的药物名称有戈舍瑞林（Goserelin）、亮丙瑞林（Leuprorelin）、曲普瑞林（Triptorelin），商品名达菲林或达必佳）。每 28 天皮下或肌内注射 1 次，共 6 次为 1 个疗程。这是一种缓释长效制剂，突破出血少，一般用药 1 ~ 2 个月后闭经，病灶变小，症状改善，停药后 2 ~ 3 个月恢复月经及排卵功能。不良反应主要是由于雌激素水平降低而引起的绝经期症状及骨质疏松症。和丹那唑比较，GnRH-a 疗效相当，无男性化、水肿、体重增加及肝功能损害等不良反应，但潮热及骨质疏松症发生率高于丹那唑。为防止不良反应，用药时间一般不超过 6 个月，并可加用反向添加治疗来避免。一篇文献报道以较大剂量孕激素为反向添加方案，如炔诺酮 5mg/d 口服或炔诺酮 5mg/d+ 低剂量雌激素（如结合雌激素 0.625mg）可在疗效不降低的前提下缓解低雌激素或骨质丢失的不良反应，但如将雌激素增加剂量为结合雌激素 1.25mg，则疾病症状控制不满意。另有研究报道了低雌激素（透皮雌二醇 25μg/d）+ 低孕激素（MPA2.5mg/d）或结合雌激素 0.625mg/d+MPA5mg/d 的反向添加方案，同样取得了较好的疾病控制和缓解不良反应的效果。有少量研究探讨

单用雌激素进行反向添加治疗，结论是仍顾虑疾病复发或进展。一项研究报道 GnRH-a+ 替勃龙 2.5mg/d 或戊酸雌二醇 1mg/d 短期应用（5 个月）的方案，结果可接受，但学者认为，为防止疾病复发及对子宫内膜刺激，应尽量选择微量雌激素（如透皮雌二醇 14μg/d 或 25μg/d）。

④芳香化酶抑制药：芳香化酶抑制药不仅在卵巢、周围脂肪组织能抑制雌激素的生成，在子宫内膜异位症病变局部也能抑制其合成。在子宫内膜异位症组织中，前列腺素 E_2 刺激芳香化酶过表达并上调其活性，导致雄激素在局部向雌激素转化。相反，雌激素诱导产生更多的前列腺素 E_2 合成，从而在病变内部形成正反馈。芳香化酶抑制药可中断此通路，从而治疗子宫内膜异位症。常用的两种药物为阿那曲唑和来曲唑。值得注意的是，在绝经前女性，芳香化酶抑制药可刺激 FSH 释放，导致多个滤泡囊肿产生，因此不能单独应用，应与 GnRH-a 或孕激素复合口服避孕药联合应用，两者均可抑制卵泡发育。研究证实，芳香化酶抑制药与 GnRH-a 联合疗效优于 GnRH-a 单药。其主要不良反应为长期应用可导致严重的骨质丢失。

⑤棉酚：为我国首创，是从棉籽中提取的一种双醛茶化合物。最初用于男性避孕。因其直接抑制卵巢和子宫内膜而用于治疗子宫内膜异位症，同时对子宫肌细胞产生退化作用，造成假绝经和子宫萎缩。棉酚有排钾的作用，给药期间每天应同时补钾。临床应用的"更血停"内含棉酚 20mg 及缓释氯化钾 1 片，因含钾量不足，故每服 1 片更血停，需加服缓释钾 2 片。用药方法为更血停每天 1 片，共 2 个月，以后改为每周 2 次，每次 1 片，8 个月为 1 个疗程。不良反应为轻度恶心、食欲减退、心悸、水肿、乏力、潮热，一过性血转氨酶升高（13%）。补钾后低钾发生率大大降低（1%）。用药期间应定期监测心电图、肝功能及血钾。此药尤其适用于子宫内膜异位症合并肌瘤或腺肌症者。由于棉酚与丹那唑疗效相似，且不良反应少，但药物起效较慢。

2. 手术治疗

手术治疗不仅可明确子宫内膜异位症的诊断，同时可对子宫内膜异位症病灶进行治疗，并可除外子宫内膜异位症恶变。

（1）保留生育功能手术：又称保守手术，指保留子宫及双侧卵巢的手术，保留患者的生育能力。是否采取该术式，主要取决于患者的年龄、生育计划、既往的治疗情况等。通常，多数子宫内膜异位症女性最初采取的手术为保守手术。采用保守手术的术后并发症较根治性手术低，和根治性手术相比，保守手术患者术后症状缓解率相当（1年时60%～80%疼痛缓解），但远期复发率高。

术中应全面探查盆腹腔，尽量去除或电凝所有病灶、分离粘连、剥除或切除卵巢子宫内膜异位囊肿，或同时做输卵管整形手术，以恢复正常生理解剖。目前多选用腹腔镜手术，因切口小，术中出血不多，术后伤口痛、感染和粘连机会少，术后恢复快。

保守手术后疼痛缓解率较高，术中尽量切除或电凝病灶和仅进行腹腔镜检查相比，术后6个月的疼痛缓解率分别为75%和32%。但保守手术者，术后10年疼痛复发约占40%，约20%患者在2年内需要再次手术。

卵巢子宫内膜异位囊肿剥除术后有15%～30%的患者在5年内复发，年轻且症状重、既往有药物治疗史是复发的高危因素。复发时盆腔检查及超声的典型表现有助于诊断，如囊肿无明显增大，且无症状，可考虑观察，每6个月至1年随诊，但是，如患者出现症状或囊肿迅速增大或超声提示囊肿内含实性成分，则需要再次手术。

保守手术后建议对患者进行药物辅助治疗，可延缓疾病复发，并延长疼痛缓解的时间，一般来说，雌孕激素或孕激素的口服避孕药为一线药物，另外，LNG-IUS也是不良反应较小的备选措施，上述辅助治疗可长期进行。如一线治疗无效，可采用不良反应更大的激素治疗，例如GnRH-a。

（2）根治性手术：即切除子宫及双侧卵巢的手术，适用于年龄大，已有子女，病变范围广而深，疑子宫腺肌病、双侧卵巢子宫内膜异位囊肿、病变已涉及肠道或泌尿道，症状严重或其他方法治疗无效者。个别病情极为严重，并已有子女的35岁以上患者，或手术后又复发者，也可考虑行此种手术。术后复发率为0～1%。此类患者术后进行低剂量的雌激素（结合雌激素0.625mg）的替代治疗，复发率较低，仅3.5%。没有文献证实此类患者的替代治疗应同时加用孕激素。

40岁以下，已有子女，复发病例，症状或体征严重，或合并腺肌症的患者，有主张作保留一侧卵巢及切除子宫手术，其有效率为80%，复发率5%～20%。因此时卵巢功能仍旺盛，复发率高，故近年来不主张做保留卵巢的手术，但过早做根治性手术也不适宜，这组患者在明确诊断后，可以药物治疗，以缓解症状，药物治疗6～9个月后停药，停药后复发再治疗，以期维持几年，待到围绝经期再做根治手术。如患者宫腔大小合适，LNG-IUS 是较适合的选择，患者或可长期获得缓解。

（二）针对不育的治疗

目前已经明确，子宫内膜异位症合并不育患者进行手术治疗可改善生育。药物治疗尽管可缓解疼痛，但对改善生育无帮助。

对子宫内膜异位症病变较轻的患者（分期Ⅰ～Ⅱ期），应烧灼或切除子宫内膜异位症的种植病灶，术后嘱患者在 6 个月内尽量自然受孕，如未成功，可进行辅助生育治疗，如促排卵 + 人工授精，进而试管婴儿（IVF-ET）。对于年龄较大的患者（> 35 岁），上述期待治疗的时间可相应缩短，或于术后直接进行辅助生育治疗。北京协和医院报道腹腔镜微波手术治疗子宫内膜异位症合并不育 89 例中，术后妊娠 54 例（61%）。其中术后 6 个月内受孕者占受孕总数的 60%，1 年内受孕占 93%。

对子宫内膜异位症病变较重的患者（分期Ⅲ～Ⅳ期），剔除卵巢的巧克力囊肿、去除盆腔表浅或深部种植病灶、分离粘连恢复盆腔解剖，均对改善生育有益。即使最终需要进行试管婴儿，去除盆腔病灶也有益于提高其成功率。如果患者较年轻，手术中病灶切除满意，可在 3～6 个期待妊娠后进入促排卵 + 人工授精；如患者年龄偏大，或术后病变仍有残留，或合并输卵管因素，术后应直接进行试管婴儿。

特别值得一提的是，卵巢子宫内膜异位囊肿（卵巢巧克力囊肿）的手术应注意保护卵巢功能。北京协和医院的经验，患者高龄及双侧卵巢巧克力囊肿是术后卵巢储备功能下降的危险因素，在进行囊肿剥离手术时应注意。

1.卵巢切口选择

可以以破口为剥离囊肿入路，撕开扩大破口找到界限剥离，修剪掉剥离囊肿破口处的纤维粘连环；另外一种是先沿破口剪除纤维粘连环，再找到正确的界面剥离。

2.囊肿剥离层次的判断

腹腔镜下可通过观察正常卵巢组织和囊肿壁的颜色及表面的光滑程度来判断，正常卵巢组织呈粉红色，囊壁为灰色或灰黄色。一般囊肿剥离从层次清晰部位开始。

3. 止血方式选择

应先用生理盐水冲洗创面，看清出血点，再电凝止血，不可"卷地毯"式对整个卵巢创面电凝，以减少卵巢组织的热损伤。采用可吸收线螺旋式缝合止血也可减少对卵巢组织的破坏。

对于第一次腹腔镜手术后未能受孕，或疾病复发，有学者建议可进行第二次手术。但总体来说，第二次术后妊娠率较第一次明显降低，仅 25% 左右，也远远低于试管婴儿的单周期妊娠率。近年来，对诊断明确的子宫内膜异位症，除非为缓解疼痛症状，一般不主张二次腹腔镜手术，对卵巢子宫内膜异位囊肿（卵巢巧克力囊肿）复发的，可采用 B 超引导下的穿刺治疗。以后考虑 IVF-ET。

（三）深部子宫内膜异位症的治疗

深部子宫内膜异位症（DIE）是一组浸润到腹膜下深度 > 5mm 的子宫内膜异位症病变，可以位于盆腔的任何地方，但绝大部分 DIE 病变位于后盆腔，常常涉及重要器官如结直肠、输尿管及膀胱。

腹腔镜检查是目前诊断盆腔子宫内膜异位症的金标准，对于位于腹膜下的 DIE 病灶，腹腔镜观察判断病变的深度和范围有困难，诊断有一定的局限性。术前联合阴道检查和直肠检查，可帮助确定病变的深部和广度，同时可以判断手术切除的彻底性。临床诊断 DIE 时，可以进行 MRI 检查以判断病灶和直肠阴道的关系及侵犯周围器官的深度。对有膀胱或者结直肠受累的 DIE 应进行膀胱镜检查和直肠镜检查，排除这些器官的原发肿瘤。对于有明显宫旁受累的 DIE 患者，应该进行双肾超声波检查除外肾盂输尿管积水，必要时进行静脉肾盂造影（IVP）明确梗阻部位及肾血流图检查评价肾功能受损情况。与其他类型的子宫内膜异位症比较，DIE 更需要在术前进行全面的评估，以制订合理的治疗方案和正确估计患者的预后。

常见的 DIE 病变包括盆腔后部子宫内膜异位症（宫骶韧带、直肠窝或者阴道直肠隔子宫内膜异位症）、膀胱子宫内膜异位症和输尿管子宫内膜异位症等。DIE 与疼痛症状关系密切，手术是主要的治疗手段。同样，手术的方法包括病灶的切除、子宫切除和（或）子宫双附件切除。由于子宫内膜异位症多见于生育年龄女性，故临床上以保守手术也就是病灶切除术为主。DIE 病灶位置深，盆腔粘连重，手术涉及结直肠、输尿管或是累及这些器官或者膀胱，手术难度大，病灶切净困难，故手术效果常常不能令人满意，手术并发症率明显增高。即使医师手术经验丰富，手术并发症仍可高达 10%。由于子宫内膜异位症是良性病变，也是一种慢性疾病，手术处理要以改善患者的生活质量作为终点目标，不完全以是否切净病灶为目标。因此，在进行 DIE 治疗决策时，要权衡治疗效果和并发症，使患者在最大程度上获益。在手术不能切净的患者，术后仍可考虑药物治疗，药物治疗的原则和方法同前。

第六节　内分泌疾病的预防保健

一、围绝经期保健

围绝经期保健是指为保护和促进围绝经期女性的健康而进行的一系列保健服务，包括健康教育、保健指导及常见健康问题的预防与控制。

（一）围绝经期健康教育

1. 围绝经期生理知识

通过围绝经期生理知识教育，使围绝经期女性了解自身生理变化的知识，认识正常的生理变化过程。

2. 围绝经期心理调适

通过心理健康教育，让围绝经期女性认识此阶段的心理特点，主动进行心理上的调整，以减少心理压力，并运用良好的应付方式，降低负性生活事件所带来的不良影响，维护心理健康状况。

3. 围绝经期保健知识

通过健康教育，传播营养知识、常见健康问题和疾病的预防与控制知识，以及健康行为知识，提高自我保健意识，培养健康的生活习惯和有利于健康的行为。

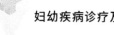

（二）围绝经期保健指导

1. 合理营养和良好的饮食习惯

围绝经期女性应选择奶、鱼、虾、豆制品等富含蛋白质和钙的食物，应注意多吃蔬菜和水果，少食动物脂肪。另外，形成定时定量的饮食习惯对自身健康也非常重要。

2. 适当运动

围绝经期女性应适当进行锻炼，如散步、慢跑、打太极拳等运动，有利于提高各系统功能，改善健康状况，提高生活质量。但不宜剧烈运动。

3. 和谐性生活

围绝经期女性由于生殖系统发生萎缩性改变，给性生活带来困难，还可能引起性交疼痛、出血、损伤等，这种不适又在心理上引起对性生活的厌恶和反感，从而拒绝和抵制性生活。因此，首先指导围绝经期女性正视所面临的性生活问题，消除心理上的压力，同时，可采取相应措施如雌激素霜外用或雌激素阴道栓剂，以改善性生活。

4. 维持心理平衡

指导围绝经期女性正确认识此期的各种生理和心理变化特点，主动调整自己的情绪，保持良好的精神状态，积极参与一些社会活动，充实和丰富生活，并培养兴趣与爱好，以转移对生理变化的注意，有利于调整情绪。

（三）围绝经期综合征预防与控制

围绝经期综合征指在绝经前后出现的一系列以自主神经系统功能紊乱为主，伴精神心理障碍的一组症候群。在这一过渡时期，约有 1/3 的女性能通过神经内分泌的自我调节达到新的平衡，无自觉症状，另外约 2/3 的女性则可能出现一系列或轻或重的症状。

1. 围绝经期综合征的表现

（1）血管舒缩失调症状

①潮红、潮热和出汗：围绝经期最突出的症状，患者常常突然感到胸部、颈部、面部有阵阵热浪上涌，这种现象称为潮热；与此同时，前述部位的皮肤有弥漫性或片状发红，称为潮红；有些人可同时伴有出汗，出汗后由于热量从皮肤蒸

发，所以会有畏寒感。这些症状有些人可能同时出现，有些人可能仅出现 1 种或 2 种。潮热多发作于午后、黄昏或夜间，应激状态下易被诱发。症状轻者每日发作数次，重者十余次或更多，每次持续数秒或数分钟，但都能自行缓解，有些人可能还伴有头晕、耳鸣、心悸等症状。症状可发生在绝经前后。

②血压波动：围绝经期血压特点是以收缩压升高为主，且具有明显的波动性，波动时常伴有潮热发作。

③心血管症状：如假性心绞痛，主要表现为心前区闷压感或整个胸部不适感，类似心绞痛发作，但与体力活动无关，服用硝酸甘油仍不能缓解；自觉心悸而心电图显示心律正常。

（2）神经精神症状：神经精神症状包括易疲倦、头痛、头晕、易激动、心悸、抑郁、失眠、精神紧张及注意力不集中等。严重者不能控制自己的情绪，哭笑无常，类似精神病发作，这些症状可单独出现也可同时出现，常见于有较严重潮热和出汗的患者。症状的发生及程度与过去精神状态不稳定有关，亦可能与社会、家庭、经济等因素有关。

（3）新陈代谢性障碍

①肥胖：随着年龄的增长，体内水分减少，脂肪增加，许多女性在围绝经期体重会增加；由于雌激素的减少使胆固醇的降解和排泄降低，发生心血管疾病的危险性增加。

②关节痛：进入围绝经期的女性往往有关节痛的表现，一般多累及膝关节。

③骨质疏松：骨质吸收速度较骨的生长速度快，造成骨质疏松的发生。

围绝经期症状多种多样，为客观评价其严重程度，在临床中常常使用症状评分法，目前国际上多采用改良的 Kupperman 评分法，见表 2-1 所示。评分方法是所有症状系数乘以对应的症状程度评分的和，根据该值将围绝经期综合征分为轻、中、重度，15 ～ 20 分为轻度，21 ～ 35 分为中度，> 35 分为重度。

表 2-1　Kupperman 症状法

症状	症状系数	症状程度评分			
潮热出汗	4	0	1	2	3
感觉异常	2	0	1	2	3
失眠	2	0	1	2	3
易激动	2	0	1	2	3

续表

症状	症状系数	症状程度评分			
抑郁	1	0	1	2	3
眩晕	1	0	1	2	3
疲乏	1	0	1	2	3
骨关节痛	1	0	1	2	3
头痛	1	0	1	2	3
心悸	1	0	1	2	3
皮肤蚁行感	1	0	1	2	3
性交痛	2	0	1	2	3
泌尿系症状	2	0	1	2	3

注：症状程度评分，0为无症状；1为症状轻或偶有症状；2为症状中度或经常有；3为症状经常有且症状严重，影响工作和生活

2. 围绝经期综合征的防治

（1）正确认识围绝经期：通过多种途径向进入围绝经期的女性宣传有关围绝经期的知识，使其认识到围绝经期症状的出现是人体生理变化的一种自然过渡，应以平静的心态、愉快的心情迎接这一时期出现的各种生理和心理上的变化。

（2）加强体质锻炼和合理膳食：适度的体育锻炼可以降低血浆中胆固醇和三酰甘油的含量，调节神经和呼吸系统功能，促进机体代谢和血液循环，使脑细胞得到充足的营养和氧分，防止衰老。合理的膳食结构是预防围绝经期症状的有效措施之一，保证每天摄入足够的碳水化合物、蛋白质和维生素等，并限制盐和油脂的摄入量。

（3）精神心理咨询：通过精神心理咨询，让咨询者尽量疏泄自己的情绪；医务人员应用解释、鼓励、说服等方法使咨询者了解围绝经期是一个正常的生理阶段，同时，还要鼓励其科学地安排每日生活、坚持力所能及的体力劳动和脑力劳动、注意性格的陶冶，使精神有所寄托，推迟心理衰老。

（4）定期健康检查：围绝经期是女性的一个正常生理过渡期，但也是一个疾病高发的时期，进入围绝经期的女性应该更加积极、主动地关心自身的健康，可每6个月至1年定期进行体格检查、妇科检查，包括防癌检查，有选择地进行内分泌检查，包括阴道涂片及有关实验室检查。

（四）围绝经期女性"两癌"筛查

1.乳腺癌筛查

乳腺癌是女性最常见的一种恶性肿瘤。乳腺癌筛查在国际上被认为是早期发现乳腺癌、间接提高乳腺癌生存率和降低死亡率的有效方法。各国根据各自乳腺癌的发病特点，筛查对象的年龄不一。中国的筛查对象为35～69岁的当地女性，无乳腺恶性肿瘤史，自愿参加。筛查方法主要包括乳腺临床体检、乳腺X线检查及乳腺超声检查等方法，筛查出可疑的乳腺癌后需进一步活检确诊。

2.子宫颈癌筛查

子宫颈癌是女性最常见的生殖道恶性肿瘤。2000年，WHO建议子宫颈癌筛查的理想年龄为30岁。子宫颈癌筛查方法主要包括妇科检查、宫颈刮片细胞学检查、碘试验及阴道镜等检查，筛查结果可疑或阳性者需行宫颈组织活检确诊。

二、异常子宫出血的预防

异常子宫出血是女性子宫常见的病症，是指女性机体受内部因素、外界因素的影响，经大脑皮质、中枢神经系统诱发下丘脑－垂体－卵巢轴功能失调，或者靶细胞出现异常情况，最终造成月经失调。若此病久治不愈，极易导致贫血、内膜增生、感染等多种并发症，对女性的身心健康、生活质量均可造成严重影响。

如何预防异常子宫出血。

第一，日常生活规范，首先便是调整女性患者的生活饮食规律，多吃有营养的食物，比如蔬菜水果之类的，少食辛辣且具有刺激性的食物。并且，平时要控制剧烈运动，保证自身处于放松状态，不要给自己过大的压力。

第二，药物预防，在医师指导下可注射黄体酮，来加速子宫内膜的脱落并保证其完全脱落；也可以注射一些能够帮助患者子宫修复的药品，或是选用一些有效且正规的止血药品，达到止血的效果。

第三，调整经期及卵巢功能，根据患者的异常子宫出血因素选取有效的药物进行综合调节，帮助患者恢复卵巢功能并调整经期，提前预防患者出现异常子宫出血。

三、性早熟的危害及预防

（一）性早熟的危害

从整个世界来看，美国的性早熟相对比较严重一些。现在 8 ~ 12 岁的儿童有人已经学着谈恋爱，提前进入青春期。专家研究发现，儿童早熟造成代价巨大，家长和儿童都可能会面临着成人之间的对话，如性病和避孕等。事实上，儿童性早熟危害比较多，归纳起来有如下几个方面。

1. 个子不高

有专家研究发现，因为性早熟的儿童骨骼发育比较快，其生长周期被明显缩短了，不可能有充足的时间去发育，导致成年之后其身高就矮于一般人，从调查中发现没有治疗的性早熟患者最后身高可能在 1.55 ~ 1.60m。

2. 肿瘤征兆

从研究者发现造成性早熟的因素比较多，并不是单一的，其中一个重要病因可能是肿瘤，因为儿童患上了颅内肿瘤，必然会对大脑造成压迫，出现这种现象而不及时进行处理，必然会危及到患者的身体状况，甚至会危及到生命。

3. 性行为提前

性早熟的儿童虽然身体上发育比较快，但是其心理发育还处于儿童阶段，因此这两者的发育不匹配，再加之儿童生理年龄比较小、自控能力不高及社会阅历较浅，所以极易提前发生性行为，但是这些儿童根本没有避孕及卫生知识，极易传播疾病并有怀孕的危险。

4. 性格压抑

性早熟的儿童相比较其他儿童而言，在体形及外表上可能存在一定差异，必将被其他儿童所取笑，无形中就让这些儿童背上了思想包袱，也就会产生出恐惧、自卑以及不安的情绪而影响到心理健康，时间一长还可能出现心理扭曲现象。

5. 埋藏着社会隐患

儿童一旦患上性早熟，必将加快其身体上的发育，在社会环境的影响下就会模仿社会上所存在一些东西，例如暴力与性爱。这些儿童又没有完善的思维能力，极易出现一些偏激和危险行为，导致出现早恋、怀孕及堕胎、自杀等各种社会问题。

（二）预防性早熟的措施

要对性早熟进行预防，首先就要了解造成性早熟的主要原因，只有在诱因基础上进行预防才具有可行性。

1. 性早熟诱因

（1）饮食不当：从研究表明，能够入药的一些补药及食品，通过催熟剂而早熟的动物及食物、水果，以及各类儿童口服的补品等都能够导致中枢神经兴奋，而影响到甲状腺激素、性腺激素及肾上腺皮质激素的分泌，如果长时间服用就可能形成性早熟。而油炸类、快餐等食品都能够在体内产生过高热量，造成体内存在多余脂肪，从而造成体内的内分泌发生紊乱而引发性早熟。并且一些食用油被多次加热后使用，就会因高温而发生氧化变性，从而引发儿童性早熟现象。

（2）环境影响：如今滥用农药和洗涤剂及各种污染物质排放到大自然中，必然会给自然界带来各种污染物，虽然自然界具有降解作用，但是不可能完全降解，就会对自然界造成各种影响，比如，"雾霾"相关专家研究发现这些污染物中存在雌激素样活性，如果儿童的皮肤接触或者食用这些污染物就可能造成儿童的性早熟。

（3）抚育不当：在这个方面主要体现在误服避孕药及用一些含有性激素护肤品。而且现在因为社会环境影响，各种媒介发展比较快，儿童所处的语言及文化环境都受到各种污染，必然会受到各种不良性暗示，一旦父母没有留意而及时进行正确引导及趋避，儿童就会长期和各种性信息接触，就会对下丘脑垂体神经反射造成刺激，从而提前启动下丘脑垂体性腺轴。

（4）疾病因素：一些疾病也可能造成性早熟，如肾上腺疾病、性腺肿瘤等。

2. 预防性早熟的措施

（1）大力普及育儿知识，杜绝盲目进补：家长要学习育儿知识，坚决杜绝盲目购买增智、增高的保健品，儿童出现厌食现象要分析根源，而不能够盲目服用增加食欲保健品。尤其要多了解平衡膳食的知识，如今生活条件好了，加上很多家长过于溺爱孩子，不断给改善营养，必然会加速儿童的生长与发育，因此在平常生活中要尽可能多给孩子吃蔬菜，少吃含有激素物质的肉类，避免提前发育及性早熟。

（2）加大治理环境污染的力度：国家也要加大控制排污力度，要治理环境污染，尤其是农药、洗涤剂及塑料工业尽可能不直接排放到自然中，对于排污，企业要先进行降解到一定标准才能够排放，确保水源及食物不被污染。

（3）做好抚育：家长要时刻提高警惕，将一些含有激素的东西放好，比如避孕药，尽可能放在不被孩子看见的地方。尤其是在农村很多父母缺乏这方面知识，要尽可能做好宣传工作，提高父母的警惕性是降低性早熟的基础工作。而且家长还必须要多注意观察孩子发育情况，尤其是生殖器、毛发、胡须及喉结等是不是过早发育，只要发现提前出现了第二性征，就要尽早送到内分泌科去检查诊治，避免病情进一步发展。

四、子宫内膜异位症的预防

（一）子宫内膜异位症的一级预防

鉴于阻止或减少经血逆流可以减少腹膜子宫内膜异位症病灶形成，阻止卵泡生长和排卵可能延缓卵巢子宫内膜异位囊肿的形成及生长速度，因此，阻止月经或减少月经量及抑制排卵可以考虑作为子宫内膜异位症的一级预防。虽然有阻止月经的药物如促性腺激素释放激素激动药（GnRH-a），但是单纯为了预防子宫内膜异位症而长期用药致使女性闭经显然难以让人接受，而且 GnRH-a 也存在一些不良反应。能减少月经量的药物还有临床常用的复方口服避孕药、长效避孕针、皮下埋植剂及孕激素宫内缓释系统（IUS）。虽然应用这些药物是否也能同时减少经血逆流尚缺乏直接证据，但是，理论上有可能减少经血逆流。对于生育年龄女性，这些避孕药不仅能避孕，还有众多的其他受益。因此，建议成年育龄期女性使用以上避孕药，这包含了子宫内膜异位症的一级预防。

我国大学生的痛经发生率高达 60% 左右，不同民族间区别不大，有约 1/3 需服用镇痛药物。尽管国外的 10 年随访资料表明，原发性痛经并不增加成人子宫内膜异位症的发病率，但是，有大样本量资料表明，进行性加重的痛经与子宫内膜异位症发病有关，而且有疼痛症状者更容易患重度子宫内膜异位症。此外，服用避孕药物尤其是 2 年以上者确实可以显著减少卵巢子宫内膜异位囊肿的发生。因此，对有痛经或月经相关疼痛症状的女性，强烈推荐使用复方口服避孕药，既可缓解疼痛症状，又有避孕作用，还包含了子宫内膜异位症的一级预防。复方口服避孕药的使用在西方国家较为普遍，在我国使用率很低。值得注意的是至今我国每年仍有近 1000 万例的人工流产，也有学者认为人工流产更是子宫内膜异位症（包括子宫腺肌病）的高危因素。所以，呼吁同道和全社会关注女性避孕，也是子宫内膜异位症一级预防的内容。

（二）子宫内膜异位症的二级预防

子宫内膜异位症患者在手术治疗之前往往已有疼痛症状多年，也就是说子宫内膜异位症的延迟诊断很常见。国外报道，从首次发生症状到确诊子宫内膜异位症的时间平均为 7.5 年；北京大学第三医院报道，400 例子宫内膜异位症患者延迟诊断时间平均为 13 年，78.5% 的患者认为痛经是正常现象，12.0% 自行服用中药或在出现痛经症状前已诊断为子宫内膜异位症，仅 9.5% 出现痛经症状后立即就诊。国家卫生和临床医疗优选研究所（NICE）指南提出，女性（包括 17 岁以下）出现以下 1 种或多种症状，应怀疑有子宫内膜异位症。

（1）慢性盆腔痛。

（2）影响日常生活及生命质量的痛经。

（3）性交后深部疼痛。

（4）月经相关或周期性胃肠道症状，尤其是排便疼痛。

（5）月经相关或周期性泌尿症状，尤其是尿中血色或排尿疼痛。

以往也许我们过度强调了腹腔镜诊断的重要性，甚至对青少年有疼痛症状怀疑为子宫内膜异位症时也积极推荐腹腔镜诊断，同时进行手术治疗。现在认为，子宫内膜异位症是慢性病，青少年在手术后经血逆流仍在继续，仍然需要长期药物治疗控制疾病复发，而且，青少年患者罕见子宫内膜异位症癌变。因此，对于年轻女性，在采取不同方法对盆腔痛诊断的过程中，应尽早考虑子宫内膜异位症的可能，当临床表现或影像学检查怀疑子宫内膜异位症，无须手术确诊即可开始药物治疗。可以采取激素治疗如复方口服避孕药或单纯孕激素，延误治疗将影响其生命质量并导致疾病进展。

我国的"子宫内膜异位症的诊治指南"也建议，对怀疑子宫内膜异位症者若有直径 4cm 以上的卵巢子宫内膜异位囊肿或疼痛结节则建议腹腔镜手术，否则可以先给予药物治疗。此指南中提到了，也可以使用非甾体类抗炎药，主要适合于有生育要求的女性；对于近期无生育要求者建议使用激素治疗 [如复方口服避孕药、醋酸甲羟孕酮（DMPA）和地诺孕素]，若无效可使用 GnRH-a 3 个月，有效则继续治疗，再无效则行腹腔镜手术。对于有直径＜ 4cm 卵巢子宫内膜异位囊肿及部分 DIE 患者（无泌尿系统病变和肠梗阻，最好有病理诊断）也可以长期服用地诺孕素治疗，合并子宫腺肌病伴贫血者可能需要长期使用 GnRH-a，药物治疗有效者建议长期维持治疗，直至患者有生育要求时再停药。

二级预防的目的是避免或延缓子宫内膜异位症进展，避免或延缓手术治疗。近年来，国内外推崇一种理念，即子宫内膜异位症患者最好一生只做一次手术，而且不做则已，做则彻底，避免反复手术对身体和生育带来过多的损害。

总之，经血逆流是子宫内膜异位症最主要的诱因。子宫内膜异位症可青春期发病，且为慢性进展性疾病，早诊断早治疗效果好。要重视子宫内膜异位症的一级和二级预防，争取避免手术或推迟子宫内膜异位症的手术时间，在合适时机做彻底手术，术后或生育后仍需要进行长期管理。

第三章　正常分娩及异常分娩

第一节　分娩动因

分娩发动的确切原因至今尚不清楚，分娩是一个复杂的生理活动，单一学说难以完整地阐明，目前公认为多因素综合作用的结果，可能与以下学说有关。

一、机械性理论

子宫在妊娠早、中期处于静息状态，对机械性和化学性刺激不敏感。妊娠末期，宫腔容积增大，子宫壁伸展力及张力增加，宫腔内压力升高，子宫肌壁和蜕膜明显受压，肌壁的机械感受器受到刺激，尤其是胎先露部压迫子宫下段及宫颈发生扩张的机械作用，通过交感神经传至下丘脑，使神经垂体释放缩宫素，引起子宫收缩。过度增大的子宫如双胎妊娠、羊水过多常导致早产支持机械性理论。但发现母血中缩宫素值增高却是在分娩发动之后，故不能认为机械性理论是分娩发动的始发原因。

二、内分泌控制理论（母体的内分泌调节）

（一）前列腺素

前列腺素（PG）对分娩发动起重要作用。现已确认 PG 能诱发宫缩并能促进宫颈成熟，但其合成与调节步骤尚不确切了解。妊娠子宫的蜕膜、羊膜、脐带、血管、胎盘及子宫肌肉都能合成和释放 PG，胎儿下丘脑、垂体、肾上腺系统也能产生 PG。因 PG 进入血液循环中迅速灭活，能够引起宫缩的 PG 必定产生于子宫本身。在妊娠末期临产前，孕妇血浆中的 PG 前身物质花生四烯酸、磷酸酯酶 A_2 均明显增加，在 PG 合成酶的作用下使 PG 逐渐增多，作用于子宫平滑肌细胞内丰富的 PG 受体，使子宫收缩，导致分娩发动。

（二）缩宫素及缩宫素受体

缩宫素有调节膜电位，增加肌细胞内钙离子浓度，增强子宫平滑肌收缩的作用；缩宫素作用于蜕膜受体，刺激前列腺素的合成和释放。足月妊娠特别是临产前子宫缩宫素受体显著增多，增强子宫对缩宫素的敏感性。但此时孕妇血液中缩宫素值并未升高，则不能认为缩宫素是分娩发动的始发原因。

（三）雌激素和孕激素

妊娠末期，雌激素能兴奋子宫肌层，使其对缩宫素敏感性增加，产生规律宫缩，但无足够证据证实雌激素能发动分娩，雌激素对分娩发动的影响可能与前列腺素增多有关。孕激素能使妊娠期子宫维持相对静息状态，抑制子宫收缩。既往认为孕酮撤退与分娩发动相关，近年观察分娩时产妇血液中未发现孕酮水平明显降低。

（四）内皮素

内皮素（ET）是子宫平滑肌的强诱导剂，子宫平滑肌有 ET 受体。通过自分泌和旁分泌形式，直接在产生 ET 的妊娠子宫局部对平滑肌产生明显收缩作用，还能通过刺激妊娠子宫和胎儿胎盘单位，使合成和释放 PG 增多，间接诱发分娩。

（五）胎儿方面

动物实验证实，胎儿下丘脑 – 垂体 – 肾上腺轴及胎盘、羊膜和蜕膜的内分泌活动与分娩发动有关。胎儿随妊娠进展需氧和营养物质不断增加，胎盘供应相对不足，胎儿腺垂体分泌促肾上腺皮质素（ACTH），刺激肾上腺皮质产生大量皮质醇，皮质醇经胎儿胎盘单位合成雌激素，促使蜕膜内 PG 合成增加，从而激发宫缩。但临床试验发现未足月孕妇注射皮质醇并不导致早产。

三、神经递质理论

子宫主要受自主神经支配，交感神经能兴奋子宫肌层的 α 肾上腺素受体，促使子宫收缩。5-羟色胺、缓激肽、前列腺素衍生物及细胞内的 Na^+、Ca^{2+} 浓度增加，均能增强子宫收缩。但自主神经在分娩发动中起何作用，至今因分娩前测定上述物质值并无明显改变而无法肯定。

综上所述，妊娠末期的机械性刺激、内分泌变化、神经递质的释放等多种因素使妊娠稳态失衡，促使子宫下段形成和宫颈逐渐软化成熟，子宫下段及成熟宫颈受宫腔内压力而被动扩张，继发前列腺素及缩宫素释放，子宫肌细胞内钙离子浓度增加和子宫肌细胞间的间隙连接的形成，使子宫由妊娠期的稳定状态转变为分娩时的兴奋状态，子宫肌出现规律收缩，形成分娩发动。分娩发动是一个复杂的综合作用的结果，这一综合作用的主要方面就是胎儿成熟。最近研究发现成熟胎儿有通过羊水、羊膜向子宫传递信号的机制。

第二节　决定分娩的因素

决定分娩的因素是产力、产道、胎儿及精神心理因素，若上述各因素均正常并能相互协调，胎儿经阴道顺利自然娩出，称为正常分娩。

一、产力

将胎儿及其附属物由子宫内逼出的力量，称为产力。产力包括子宫收缩力（简称宫缩）、腹肌及膈肌收缩力（统称腹压）和肛提肌收缩力。

（一）子宫收缩力

子宫收缩力是临产后的主要产力，贯穿于分娩的全过程。临产后的正常宫缩能使宫颈管变短直至消失、宫口扩张、胎儿先露部下降、胎儿胎盘娩出。正常宫缩具有以下特点。

1. 节律性

临产的重要标志为出现节律性宫缩。正常宫缩是宫体肌不随意、规律的阵发性收缩，且伴有疼痛的感觉。每次收缩由弱到强（进行期），持续一段时间（极期），然后逐渐减弱（退行期），直至宫缩完全消失进入间歇期，间歇时子宫肌肉松弛。阵缩如此反复直至分娩结束。

临产后随产程的进展，宫缩持续时间逐渐延长，由临产开始时的 30 秒延长至宫口开全后的 60 秒；间歇期逐渐缩短，由临产开始时的 5 ~ 6 分钟缩短至宫口开全后的 1 ~ 2 分钟。宫缩强度也随产程进展逐渐加强，宫缩时的宫腔内压力在临产初期为 25 ~ 30mmHg，第一产程末增至 40 ~ 60mmHg，于第二产程可达100 ~ 150mmHg，而间歇期宫腔压力仅为 6 ~ 12mmHg。宫缩时子宫肌壁血管及胎盘受压，子宫血流量及胎盘绒毛间隙的血流量减少；间歇期，子宫肌肉松弛，子宫血流量恢复到原来水平，胎盘绒毛间隙的血流重新充盈，胎儿得到充足的氧气供应，对胎儿有利。

2. 对称性和极性

正常宫缩受起搏点控制起自两侧宫角部，左右对称，协调地向宫底中间集中，而后向下扩散，速度为 2cm/s，约在 15 秒内均匀协调地扩散至整个子宫，称为宫缩的对称性。宫缩以宫底部最强且持续时间最长，向下则逐渐减弱，称为宫缩的极性。宫底部收缩力的强度约为子宫下段的 2 倍，此为宫缩的极性。

3. 缩复作用

宫体平滑肌与身体其他部位的平滑肌和骨骼肌有所不同，即宫缩时，宫体部肌纤维缩短变宽，间歇期宫体部肌纤维虽又重新松弛，但不能完全恢复到原来的长度，随着产程进展，经过反复收缩，宫体部肌纤维越来越短，称为缩复作用。缩复作用使宫腔逐渐缩小，迫使胎先露部逐渐下降及宫颈管逐渐缩短直至消失。

（二）腹肌及膈肌收缩力

腹肌及膈肌收缩力是第二产程娩出胎儿的重要辅助力量。当宫口开全时，胎先露部下降至阴道。每当宫缩时，前羊水囊或胎先露部压迫直肠及盆底组织，引起反射性排便感。产妇表现为主动屏气，向下用力，腹肌及膈肌强力收缩使腹内压增高，配合子宫收缩力，促使胎儿娩出。合理使用腹压的关键时机是在第二产程，特别是在第二产程末期子宫收缩时运用最有效，过早使用腹压则会使产妇疲劳和宫颈水肿，导致产程延长。腹肌及膈肌收缩力在第三产程还可协助已剥离的胎盘娩出。

（三）肛提肌收缩力

肛提肌收缩力可协助胎先露部在骨盆腔进行内旋转的作用。胎头枕部下降至耻骨弓下时，能协助胎头仰伸及娩出；当胎盘降至阴道内时，能协助胎盘娩出。

二、产道

产道是指胎儿娩出的通道，分为骨产道、软产道两部分。

（一）骨产道

骨产道指真骨盆，是产道的重要组成部分，其大小、形状与胎儿能否顺利娩出有着密切的关系。为便于了解分娩时胎先露通过骨产道的过程，将骨盆分为3个假想平面，每个平面又有多条径线。

1.骨盆入口平面

骨盆入口平面为骨盆腔上口，呈横椭圆形。其前方为耻骨联合上缘，两侧为髂耻缘，后方为骶岬上缘。有4条径线。

（1）入口前后径：即真结合径。耻骨联合上缘中点至骶岬上缘正中间的距离，正常值平均为11cm，其长短与分娩有着密切的关系。

（2）入口横径：左右两髂耻缘间最宽距离，正常值平均为13cm。

（3）入口斜径：左右各一。左斜径为左骶髂关节至右髂耻隆突间的距离；右斜径为右骶髂关节至左髂耻隆突间的距离，正常值平均为12.75cm。

2.中骨盆平面

中骨盆平面为骨盆的最小平面，是骨盆腔最狭窄部分，呈前后径长的椭圆形。其前为耻骨联合下缘，两侧为坐骨棘，后为骶骨下端。有2条径线。

（1）中骨盆前后径：耻骨联合下缘中点通过两侧坐骨棘连线中点至骶骨下段间的距离，正常值平均为11.5cm。

（2）中骨盆横径：也称坐骨棘间径。为两坐骨棘间的距离，正常值平均为10cm，其长短与分娩机制关系密切。

3.骨盆出口平面

为骨盆腔下口，由2个在不同平面的三角形组成。2个三角形共同的底边为坐骨结节间径。前三角形的顶端为耻骨联合下缘，两侧为左右耻骨降支；后三角形的顶端为骶尾关节，两侧为左右骶结节韧带。有4条径线。

（1）出口前后径：耻骨联合下缘至骶尾关节间的距离，正常值平均为11.5cm。

（2）出口横径：也称坐骨结节间径。两坐骨结节末端内侧缘间的距离，正常值平均为9cm，其长短与分娩机制关系密切。

（3）出口前矢状径：耻骨联合下缘至坐骨结节间径中点的距离，正常值平均为6cm。

（4）出口后矢状径：骶尾关节至坐骨结节间径中点间的距离，正常值平均为8.5cm。若出口横径稍短，而出口后矢状径较长，两径之和＞15cm，正常大小的胎头可通过后三角区经阴道娩出。

4.骨盆轴

骨盆轴是连接骨盆各平面中点的一条假想曲线。正常的骨盆轴上段向下向后，中段向下，下段向下向前，经阴道分娩时，胎儿沿骨盆轴娩出，助产时也应根据此轴的方向协助胎儿娩出。

5.骨盆倾斜度

骨盆倾斜度指女性直立时，骨盆入口平面与地平面所形成的角度，一般为60°。若倾斜角度过大，将影响胎头衔接。

（二）软产道

软产道是由子宫下段、宫颈、阴道及骨盆底软组织构成的弯曲通道。

1.子宫下段的形成

由非孕时长约1cm的子宫峡部随妊娠进展逐渐被拉长，妊娠12周后已扩展成宫腔的一部分，至妊娠末期形成子宫下段。临产后子宫收缩使子宫下段进一步拉长达7～10cm，肌壁变薄成为软产道的一部分。由于子宫肌纤维的缩复作用，子宫体部肌壁越来越厚，子宫下段肌壁被牵拉得越来越薄。由于子宫体和子宫下段的肌壁厚薄不同，在两者间的子宫内面有一环状隆起，称为生理缩复环。

2.宫颈的变化

（1）宫颈管消失：临产前宫颈管长 2 ~ 3cm，临产后由于规律宫缩的牵拉、胎先露部及前羊水囊的直接压迫，宫颈内口向上向外扩张，宫颈管呈漏斗形，随后逐渐变短、消失，成为子宫下段的一部分。初产妇多是宫颈管先消失，而后宫颈外口扩张，经产妇则多是宫颈管消失与宫颈外口扩张同时进行。

（2）宫口扩张：临产前宫颈外口仅能容 1 指尖，经产妇可容 1 指。临产后，在子宫收缩和缩复牵拉、前羊水囊压迫和破膜后胎先露直接压迫下，宫口逐渐扩张，直至宫口开全（宫颈口直径约 10cm）。

3.骨盆底、阴道及会阴体的变化

前羊水囊及胎先露部下降使阴道上部扩张，破膜后胎先露部进一步下降直接压迫骨盆底，使软产道下段扩张成为一个向前弯曲的通道，阴道黏膜皱襞展平使腔道加宽。肛提肌肌束分开，向下、向两侧扩展，肌纤维拉长，5cm 厚的会阴体变成 2 ~ 4mm，以利于胎儿通过。临产后，会阴体虽能承受一定压力，若分娩时会阴保护不当，也易造成裂伤。

三、胎儿

在分娩过程中，除产力、产道因素外，胎儿能否顺利通过产道，还取决于胎儿大小、胎位及有无胎儿畸形。

（一）胎儿大小

胎儿大小是决定分娩难易的重要因素之一。胎儿过大致胎头径线过大，或胎儿过熟使胎头不易变形时，即使骨产道正常，也可出现相对性头盆不称，造成难产。胎头主要径线如下。

1.双顶径

双顶径是胎头最大横径，为两顶骨隆突间的距离。妊娠足月时平均值约为 9.3cm。临床上常用 B 型超声检测此值估计胎儿大小。

2.枕额径

枕额径为鼻根上方至枕骨隆突间的距离，胎头以此径衔接，妊娠足月时平均值约为 11.3cm。

3. 枕下前囟径

枕下前囟径又称小斜径，为前囟中央至枕骨隆突下方间的距离，胎头俯屈后以此径通过产道，妊娠足月时平均值 9.5cm。

4. 枕颏径

枕颏径又称大斜径，为颏骨下方中央至后囟顶部间的距离，妊娠足月平均值 13.3cm。

（二）胎位

产道为一纵行管道。若为纵产式（头先露或臀先露）时，胎体纵轴与骨盆轴一致，容易通过产道。枕先露是胎头先通过产道，较臀先露易娩出，矢状缝和囟门是确定胎位的重要标志。头先露时，在分娩过程中颅骨重叠，胎头周径变小有利于胎头娩出。臀先露时，较胎头周径小且软的胎臀先娩出，阴道未经充分扩张，胎头娩出时无变形机会，使胎头娩出发生困难；肩先露时，胎体纵轴与骨盆轴垂直，妊娠足月胎儿不能通过产道，对母儿威胁极大。

（三）胎儿畸形

若胎儿畸形造成胎儿某一部分发育异常，如脑积水、联体儿等，由于胎头或胎体过大，常发生难产。

四、精神心理因素

影响分娩的因素除了产力、产道、胎儿之外，还包括产妇的精神心理因素。分娩对产妇是一种持久、强烈的应激源，可产生生理上及心理上的应激，产妇的精神心理因素可影响机体内部的平衡、适应力和产力。紧张、焦虑、恐惧等不良精神心理状态，可导致呼吸急促，气体交换不足，心率加快，循环功能障碍，神经内分泌发生异常，交感神经兴奋，使子宫收缩乏力，产程延长，造成难产；子宫胎盘血流量减少，胎儿缺血缺氧，出现胎儿窘迫。

在分娩过程中，产科工作者应耐心安慰产妇，鼓励产妇进食，保持体力，讲解分娩是生理过程，教会孕妇掌握必要的呼吸技术和躯体放松技术，尽可能消除产妇的焦虑和恐惧心情。同时，开展家庭式产房，允许丈夫或家人陪伴分娩，以便顺利度过分娩全过程。

第三节　枕先露的分娩机制

分娩机制是指胎儿通过产道娩出时，为了适应产道各个部分的大小及形状以及骨盆轴的走向，必须被动进行一系列的转动动作，以其最小径线通过产道的全过程，也就是胎儿、产道、产力矛盾交替、转化、统一的过程。临床上枕先露占 95.55% ~ 97.55%，又以枕左前位最多见，故以枕左前位的分娩机制为例详加说明。

一、衔接

胎头双顶径进入骨盆入口平面，胎头颅骨最低点接近或达到坐骨棘水平，称衔接。胎头以半俯屈状态进入骨盆入口，以枕额径衔接，由于枕额径＞骨盆入口前后径，胎头矢状缝坐落在骨盆入口右斜径上，胎头枕骨在骨盆左前方。经产妇多在分娩开始后胎头衔接，部分初产妇在预产期前 1 ~ 2 周内胎头衔接。胎头衔接表明不存在头盆不称。若初产妇已临产而胎头仍未衔接，应警惕有头盆不称。

二、下降

胎头沿骨盆轴前进的动作称下降。下降动作贯穿于分娩全过程，与其他动作相伴随。下降动作呈间歇性，宫缩时胎头下降，间歇时胎头又稍退缩。促使胎头下降的因素如下。

第一，宫缩时通过羊水传导，压力经胎轴传至胎头。

第二，宫缩时宫底直接压迫胎臀。

第三，胎体伸直伸长。

第四，腹肌收缩使腹压增加。

初产妇胎头下降速度因宫口扩张缓慢和软组织阻力大较经产妇慢。临床上注意观察胎头下降程度，作为判断产程进展的重要标志之一。胎头在下降过程中，受骨盆底的阻力发生俯屈、内旋转、仰伸、复位。

三、俯屈

当胎头以枕额径进入骨盆腔后，继续下降至骨盆底时，原来处于半俯屈的胎头枕部遇肛提肌阻力，借杠杆作用进一步俯屈，使下颏接近胸部，变胎头衔接时的枕额周径（平均 34.8cm）为枕下前囟周径（平均 32.6cm），以最小径线适应产道，有利于胎头继续下降。

四、内旋转

胎头到达中骨盆为适应骨盆纵轴而旋转，使其矢状缝与中骨盆及骨盆出口前后径相一致的动作，称内旋转。内旋转使胎头适应中骨盆及骨盆出口前后径＞横径的特点，有利于胎头下降。枕先露时，胎头枕部位置最低，到达骨盆底，肛提肌收缩力将胎头枕部推向阻力小、部位宽的前方，枕左前位的胎头向前旋转45°。胎头向前向中线旋转45°时，后囟转至耻骨弓下。胎头于第一产程末完成内旋转动作。

五、仰伸

完成内旋转后，当胎头下降达阴道外口时，宫缩和腹压继续迫使胎头下降，而肛提肌收缩力又将胎头向前推进。两者的共同作用（合力）使胎头沿骨盆轴下段向下向前的方向转向前，胎头枕骨下部达耻骨联合下缘时，以耻骨弓为支点，使胎头逐渐仰伸，胎头的顶、额、鼻、口、颏相继娩出。当胎头仰伸时，胎儿双肩径沿左斜径入骨盆入口。

六、复位及外旋转

胎头娩出时，胎儿双肩径沿骨盆入口左斜径下降。胎头娩出后，为使胎头与胎肩恢复正常关系，胎头枕部向左旋转45°称复位。胎肩在盆腔内继续下降，前（右）肩向前向中线旋转45°时，胎儿双肩径转成与骨盆出口前后径相一致的方向，胎头枕部需在外继续向左旋，胎头仰伸转45°，以保持胎头与胎肩的垂直关系，称外旋转。

七、胎儿娩出

胎头完成外旋转后，胎儿前（右）肩在耻骨弓下先娩出，随即后（左）肩从会阴前缘娩出。胎儿双肩娩出后，胎体及胎儿下肢随之取侧位顺利娩出。至此，胎儿娩出过程全部完成。

第四节　分娩的临床经过和处理

一、第一产程的临床经过及处理

（一）临床表现

1. 规律宫缩

产程开始时，间歇期较长，为 5 ～ 6 分钟，持续时间较短，约 30 秒。随着产程进展，间歇渐短，为 2 ～ 3 分钟，持续时间渐长，为 50 ～ 60 秒，且强度不断增加。当宫口近开全时，宫缩间歇仅 1 分钟或稍长，持续时间可达 1 分钟以上。

2. 宫口扩张

肛门检查或阴道检查可确定宫颈扩张程度。宫颈管在宫缩的作用下，逐渐短缩、展平；宫口逐渐扩张达 10cm，即宫口开全。

3. 胎头下降程度

胎头下降程度是决定能否经阴道分娩的重要观察项目。为能准确判断胎头下降程度，应定时行肛门检查，以明确胎头颅骨最低点的位置，并能协助判断胎位。

4. 胎膜破裂

宫缩时，子宫腔内的压力增高，胎先露部下降，将羊水阻断为前、后两部分，在先露部前面的羊水约 100mL，称前羊水。宫缩继续增强，当前羊膜腔压力增加到一定程度时，胎膜破裂，简称破膜，多发生在宫口近开全时。一旦胎膜破裂，应立即听胎心，观察羊水性状、颜色和流出量，并记录破膜时间。先露为胎头时，羊水呈黄绿色混有胎粪，警惕胎儿窘迫，应立即行阴道检查，明确有无脐带脱垂，并给予紧急处理；羊水清而胎头仍浮动、未入盆时，需卧床防止脐带脱垂；破膜超过 12 小时尚未分娩者，应给予抗炎药物预防感染。

（二）观察产程进展及处理

1. 询问病史及检查

了解产前检查、胎产次及既往分娩史和健康状况等，了解目前临产情况，宫缩较紧者应先查胎位，后做肛门检诊，了解宫口开大情况及先露部的高低；应行全面的检查，如测血压、查心肺、宫缩情况、胎方位、听胎心、测骨盆等。

2. 待产

（1）血压：宫缩时血压常升高 0.65 ~ 1.3kPa（5 ~ 10mmHg），间歇期恢复。应每 4 ~ 6 小时测量 1 次。出现血压增高，应增加测量次数，并给予相应处理。

（2）排尿与排便：临产后，应鼓励产妇每 2 ~ 4 小时排尿 1 次，以免膀胱充盈影响宫缩及胎头下降。因胎头压迫引起排尿困难者，应警惕有头盆不称，必要时导尿。初产妇宫口扩张< 4cm、经产妇< 2cm 时行温肥皂水灌肠，既能清除粪便，又能刺激宫缩，加速产程进展。但胎膜早破、阴道出血、胎头未衔接、胎位异常、有剖宫产史、估计短时间内即将分娩者及合并严重心脏病者，均不宜灌肠。

（3）饮食：鼓励产妇少量多次进高热量、易于消化的食物，并注意摄入足够水分。

（4）活动与休息：宫缩不强、未破膜，可在室内活动，能促进产程进展。若初产妇宫口近开全，经产妇宫口开大 4cm，应左侧卧位待产，指导产妇在宫缩时深呼吸，间歇期放松，争取休息。

（5）清洁外阴：外阴部位应剃除阴毛，并用肥皂水和温开水清洗。

3. 产程观察

（1）子宫收缩：助产人员手放于孕妇腹壁上，定时连续观察宫缩时间、强度、规律性及间歇时间，并记录；用胎儿监护仪描记的宫缩曲线，可以看出宫缩强度、频率和每次宫缩持续时间，是较全面地反映宫缩的客观指标。监护仪有外监护与内监护两种类型，外监护适用于胎膜未破、宫口未开时；内监护适用于胎膜已破、宫口开大者。

（2）胎心：产程开始后，潜伏期每 1 ~ 2 小时听 1 次胎心，进入活跃期每 15 ~ 30 分钟听 1 次，每次听诊 1 分钟，正常胎心率每分钟 120 ~ 160 次。若胎心率低于每分钟 120 次或每分钟高于 160 次，均提示胎儿窘迫，需立即给产妇吸氧、左侧卧位等处理。

（3）宫颈扩张及胎头下降：画出宫颈扩张曲线和胎头下降曲线，了解产程进展并指导产程的处理。宫口扩张曲线将第一产程分潜伏期和活跃期。潜伏期是指从临产后规律宫缩开始至宫颈扩张 3cm。此期平均每 2 ~ 3 小时开大 1cm，约需 8 小时，最大时限为 16 小时，超过 16 小时称为潜伏期延长；活跃期是指宫口开大 3cm 至宫口开全，约需 4 小时，最大时限 8 小时，超过 8 小时称活跃期延长。胎头下降曲线是以颅骨最低点与坐骨棘平面的关系标明。坐骨棘平面是判断胎头高低的标志。胎头颅骨最低点平坐骨棘平面时，以 "0" 表达；在坐骨棘平面上 1cm 时，以 "－1" 表达；在坐骨棘平面下 1cm 时，以 "＋1" 表达，余依此类推。

（4）肛门检查：简称肛检，可了解宫颈软硬度、厚薄、扩张程度、是否破膜、骨盆腔大小、胎先露、胎位及先露下降程度。产妇取膀胱截石位，以清洁纸覆盖阴道口，示指戴肛指套，蘸肥皂水或润滑油，轻轻伸入直肠，示指腹面向上，沿直肠前壁触胎儿先露部，如为头则硬；臀则软，表面不规则，可在先露部中央附近摸到一圆形凹陷，来回触摸凹陷边缘即能估计宫口的开大程度。宫口开全后，手指多仅能触及胎儿先露部或羊膜囊，而摸不到宫颈边缘。肛门检查次数不宜过多，临产后间隔 2 ~ 4 小时检查 1 次，肛门检查不满意或有产前阴道出血者，可在严密消毒下进行阴道检查。

（三）胎膜破裂

胎膜多在宫口近开全时自然破裂，前羊水流出。

二、第二产程的临床经过及处理

（一）临床表现

宫口开全后，胎膜多已自然破裂，若未破膜，应行人工破膜。破膜后宫缩常暂时停止，产妇略感舒适，随后重现宫缩且较前增强，每次持续 1 分钟或以上，间歇期仅 1 ~ 2 分钟。当胎头降至骨盆出口压迫骨盆底组织时，产妇有排便感，不自主地向下屏气。随着产程进展，会阴渐膨隆和变薄，肛门括约肌松弛。宫缩时胎头露出于阴道口，露出部分不断增大。在宫缩间歇期，胎头又缩回阴道内，称胎头拨露，直至胎头双顶径越过骨盆出口，宫缩间歇时胎头也不再回缩，称胎头着冠。此时会阴极度扩张，产程继续进展，胎头枕骨于耻骨弓下露出，出现仰伸动作，接着出现胎头复位及外旋转后，前肩和后肩相继娩出，胎体很快娩出，后羊水随之涌出。

（二）观察产程进展及处理

1. 密切监测胎心

此期宫缩频而强，需密切监测胎儿有无急性缺氧，应勤听胎心，通常每 5 ~ 10 分钟听 1 次，必要时用胎儿监护仪观察胎心率及其基线变异。若发现胎心确有变化，应立即做阴道检查，尽快结束分娩。

2. 指导产妇屏气

宫口开全后，指导产妇正确运用腹压，方法是让产妇双足蹬在产床上，两手握住产床上的把手，宫缩时先行深吸气屏住，然后如解大便样向下用力屏气以增加腹压。宫缩间歇时，产妇全身肌肉放松，安静休息，再次宫缩时做同样的屏气动作。若第二产程延长，应及时查找原因，尽量采取措施结束分娩。

3. 接产准备

初产妇宫口开全、经产妇宫口扩张 4cm 且宫缩规律有力时，应将产妇送至产房准备接产。让产妇仰卧于产床，两下肢屈曲分开，露出外阴部，在臀下放一便盆或塑料布，用消毒纱布球蘸肥皂水擦洗外阴部，顺序是大阴唇、小阴唇、阴阜、股（大腿）内侧 1/3、会阴及肛门周围。然后用温开水冲掉肥皂水，为防止冲洗液流入阴道，用消毒干纱布球盖住阴道口，最后以苯扎溴铵冲洗或涂以碘伏进行消毒，随后取下阴道口的纱布球和臀下的便盆或塑料布，铺无菌巾于臀下。接产者按无菌操作常规洗手、戴手套及穿手术衣后，打开产包，铺好无菌巾准备接产。

4. 接产

保护会阴的同时，协助胎头俯屈，让胎头以最小径线在宫缩间歇时缓慢地通过阴道口，娩出胎肩，胎肩娩出时也要注意保护好会阴，预防会阴撕裂。

接产步骤：接产者站在产妇右侧，当胎头拨露使阴唇后联合紧张时，应开始保护会阴。方法是在会阴部盖无菌巾，接产者右肘支在产床上，右手拇指与其余四指分开，利用手掌大鱼际肌顶住会阴部。每当宫缩时应向上内方托压，同时左手应轻轻下压胎头枕部，协助胎头俯屈和使胎头缓慢下降。宫缩间歇时，保护会阴的右手稍放松，以免压迫过久引起会阴水肿。当胎头枕部在耻骨弓下露出时，左手应按分娩机制协助胎头仰伸。此时若宫缩强，应嘱产妇张口哈气，消除腹压作用，让产妇在宫缩间歇时稍向下屏气，使胎头缓慢娩出。当胎头娩出见有脐带绕颈1周且较松时，可用手将脐带顺胎肩推下或从胎头滑下。若脐带绕颈过紧或绕颈2周或以上，可先用2把血管钳将其一段夹住从中剪断脐带，注意勿伤及胎儿颈部。胎头娩出后，右手仍应注意保护会阴，不要急于娩出胎肩，而应先以左手自鼻根向下颏挤压，挤出口鼻内的黏液和羊水，然后协助胎头复位及外旋转，使胎儿双肩径与骨盆出口前后径相一致。接产者的左手向下轻压胎儿颈部，使前肩从耻骨弓下先娩出，再托胎颈向上使后肩从会阴前缘缓慢娩出。双肩娩出后，保护会阴的右手方可放松，然后双手协助胎体及下肢相继以侧位娩出，并记录胎儿娩出时间。胎儿娩出后1～2分钟内断扎脐带，在距脐带根部15～20cm处，用2把血管钳夹，在两钳之间剪断脐带。胎儿娩出后，在产妇臀下放一弯盘接血，以测量出血量。

会阴过紧或胎儿过大，估计分娩时会阴撕裂不可避免者，或母儿有病理情况急需结束分娩者，应行会阴切开术。

三、第三产程的临床经过及处理

（一）临床表现

胎儿娩出后，宫底降至脐平，产妇感到轻松，宫缩暂停数分钟后重又出现。由于宫腔容积明显缩小，胎盘不能相应缩小与子宫壁发生错位而剥离。剥离面有出血，形成胎盘后血肿。由于子宫继续收缩，增加剥离面积，直至胎盘完全剥离而排出。

1.胎盘剥离的征象

（1）宫体变硬呈球形，胎盘剥离后降至子宫下段，下段被扩张，宫体呈狭长形被推向上，宫底升高达脐上。

（2）剥离的胎盘降至子宫下段，阴道口外露的一段脐带自行延长。

（3）阴道少量出血。

（4）用手掌在产妇耻骨联合上方轻压子宫下段时，宫体上升而外露的脐带不再回缩。

2. 胎盘剥离及排出方式有两种

（1）胎儿面娩出式：胎盘胎儿面先排出。胎盘从中央开始剥离，而后向周围剥离，其特点是胎盘先排出，随后见少量阴道出血，多见。

（2）母体面娩出式：胎盘母体面先排出。胎盘从边缘开始剥离，血液沿剥离面流出，其特点是先有较多量阴道出血，胎盘后排出，较少见。

（二）处理

1. 新生儿处理

（1）清理呼吸道：断脐后继续清除呼吸道黏液和羊水，用新生儿吸痰管或导尿管轻轻吸除新生儿口部及鼻腔黏液和羊水，以免发生吸入性肺炎。当确认呼吸道黏液和羊水已吸净而仍未啼哭时，可用手轻拍新生儿足底。新生儿大声啼哭表示呼吸道已通畅。

（2）处理脐带：清理新生儿呼吸道约需30秒。随后用75%乙醇消毒脐带根部周围，在距脐根0.5cm处用粗丝线结扎第二道，再在结扎线外0.5cm处结扎第二道。必须扎紧防止脐出血，避免用力过猛造成脐带断裂。在第二道结扎线外0.5cm处剪断脐带，挤出残余血液，用20%高锰酸钾液消毒脐带断面，药液切不可接触新生儿皮肤，以免发生皮肤烧伤。待脐带断面干后，以无菌纱布包盖好，再用脐带布包扎。目前还有用气门芯、脐带夹、血管钳等方法取代双重结扎脐带法。处理脐带时，应注意新生儿保暖。

（3）阿普加（Apgar）评分及其意义：新生儿Apgar评分法用以判断有无新生儿窒息及窒息严重程度，是以出生后1分钟内的心率、呼吸、肌张力、喉反射及皮肤颜色5项体征为依据，每项为0～2分。满分为10分，属正常新生儿。7分以上只需进行一般处理；4～7分缺氧较严重，需清理呼吸道、人工呼吸、吸氧、用药等措施才能恢复；4分以下缺氧严重，需紧急抢救，行喉镜在直视下气管内插管并给氧。缺氧较严重的新生儿，应在出生后5分钟、10分钟时分别评分。

（4）处理新生儿：擦净新生儿足底胎脂，打足印及拇指印于新生儿病历上，经详细体格检查后，系以标明新生儿性别、体重、出生时间、母亲姓名和床号的手腕带和包被。将新生儿抱给母亲，让母亲将新生儿抱在怀中进行首次吸吮乳头。

2. 协助胎盘娩出

确认胎盘已完全剥离时，宫缩时以左手握住宫底并按压，同时右手轻拉脐带，协助娩出胎盘。当胎盘娩出至阴道口时，接产者用双手捧住胎盘，向一个方向旋转并缓慢向外牵拉，协助胎盘胎膜完整剥离排出。若在胎膜排出过程中，发现胎膜部分断裂，可用血管钳夹住断裂上端的胎膜，再继续向原方向旋转，直至胎膜完全排出。胎盘胎膜排出后，按摩子宫刺激其收缩以减少出血，同时注意观察并测量出血量。

3. 检查胎盘、胎膜

胎盘排出后，将脐带提起，检查胎膜是否完整，再将胎盘铺平，检查胎盘母体面胎盘小叶有无缺损，胎盘胎儿面边缘有无血管断裂，并及时发现副胎盘。副胎盘为一小胎盘，与正常胎盘分离，但两者间有血管相连。若有副胎盘、部分胎盘残留或大部分胎膜残留时，应在无菌操作下伸手入宫腔取出残留组织。

4. 检查软产道

胎盘娩出后，应仔细检查会阴、小阴唇内侧、尿道口周围、阴道及宫颈有无裂伤。若有裂伤，应立即缝合。

5. 预防产后出血

正常分娩出血量多数不超过 300mL。既往有产后出血史或易发生宫缩乏力的产妇，可在胎儿前肩娩出时静脉注射缩宫素 10U 加强宫缩，也可在胎儿娩出后立即经脐静脉快速注入生理盐水 20mL 内加缩宫素 10U，均能促使胎盘迅速剥离减少出血；若胎盘未全剥离而出血多时，应行手取胎盘术。取出的胎盘需立即检查是否完整。若有缺损，应再次以手伸入宫腔清除残留胎盘及胎膜，但应尽量减少进入宫腔的次数。

6. 产后观察

产后在产房观察 2 小时，注意宫缩、阴道出血量、会阴阴道有无血肿、膀胱充盈度及各项生命体征。产后 2 小时，一切正常者送回病房。

第五节　异位妊娠破裂

一、概述

在过去的 10 年中，因辅助生殖技术、输卵管再通术应用，以及盆腔炎患病率的增加，故异位妊娠的发生率增加（6 倍）。异位妊娠最常见的临床表现是孕早期阴道出血和（或）腹痛。

当妊娠发生于输卵管时，输卵管破裂是不可避免的，甚至还会发生腹腔内出血和休克。在孕早期，与妊娠相关的女性死亡中，异位妊娠破裂出血是主要的死因。并且相当一部分孕产妇在住院之前或去急诊科的路上就失去了生命迹象。据估计，在发展中国家，10% 的异位妊娠孕产妇最终死亡。

二、异位妊娠破裂的临床表现

法国一项研究报道显示，异位妊娠破裂的发生率为 18%。输卵管狭部的异位妊娠破裂大多发生在孕 6 ~ 8 周；输卵管壶腹部异位妊娠发生破裂的时间更晚；间质部妊娠破裂发生于孕 3 个月左右。大量出血会导致患者发生低血容量性休克，甚至死亡。自限性出血可能是持续性异位妊娠的症状。

患者临床表现的严重程度取决于内出血的量。发生少量内出血的孕产妇，表现为下腹部疼痛，阴道出血可有或无，疲乏逐渐增加，最后甚至发生休克。若早期未能明确诊断，将会丧失宝贵的抢救时间，最终导致孕产妇发生低血容量性休克。

其典型临床症状为急腹症，通常表现为盆腔部位的急性腹痛，紧接着可能出现晕厥。孕产妇来院时可能已经处于休克状态。输卵管破裂能引发致死性出血。严重或持续性腹痛，或合并其他症状（如感觉虚弱或意识丧失），提示可能有持续性内出血。有时表现为不能解释的乏力、肩部疼痛、肠道症状等。可有或无停经史及阴道出血史。

在发生异位妊娠时，腹痛没有特异性，主要集中于盆腔，可呈弥漫性，也可局限于一侧。当血液集中于腹腔时，在中上腹部会有痛感。当出现大量内出血时，会导致横膈刺激症，从而引起肩部牵涉痛。孕产妇主诉里急后重感，该症状表明 Douglas 窝有血液积聚。

腹痛发生的时间、特点及严重程度都会出现很大的变化。初始腹痛可能是急性或慢性的、持续性或间断性、钝痛或锐痛，但一般不是绞痛。输卵管破裂的临床表现起初可能为急性腹痛，也可表现为间断痛或轻微疼痛。

非典型临床表现常见于血流动力学代偿期的输卵管妊娠破裂。相关的临床表现有可能被误诊为其他妇科疾病、胃肠道疾病、泌尿道疾病，如急性盆腔炎、黄体破裂、卵泡破裂、先兆流产或难免流产、卵巢扭转、阑尾炎、尿路感染等。

三、经阴道超声

经阴道超声（TVUS）是明确妊娠位置的最常用工具。高分辨率的超声成像，尤其是经阴道超声，革命性地解决了早期妊娠诊断问题，能辅助临床医师确定妊娠女性是正常妊娠还是异常妊娠。若怀疑异位妊娠破裂，则可根据孕产妇 β-HCG 水平，将 TVUS 作为首选检查之一，重复进行检查。

可单独利用 TVUS 检查排除或诊断异位妊娠，只要出现下列 1 个条件，即可诊断：

第一，宫内妊娠有卵黄囊或胚胎。

第二，妊娠在异常位置（孕囊有卵黄囊或胚胎）。

附件包块是超声最常见的异位妊娠表现，可见于 89% 的病例。

孕 5.5 周的正常宫内妊娠，经阴道超声可确定宫内孕囊，正确率几乎可达100%。在确诊宫内妊娠时，需在超声下见到宫内孕囊有卵黄囊或胚胎因为异位妊娠可能存在"假孕囊"，而假孕囊是由蜕膜局部破裂导致内膜腔液体积聚形成的，从孕囊中间着床位置和缺乏蜕膜回声反应可以进行区别。另外，假孕囊是暂时出现的，而不是持续存在的。

若超声发现有游离液体（血液）在子宫附近或 Douglas 窝，则考虑异位妊娠的可能性大，妊娠早期在 Douglas 窝有少量游离液体为正常现象，这是因为血管渗透性增加形成的。

超声检查也可用于评估输卵管或其他组织的破裂与否。在盆腔子宫直肠陷凹或腹腔有液体回声（符合血液特征）出现时，表明有异位妊娠发生破裂。许多孕产妇盆腹腔会出现少量液体或阴道少量出血（如自然流产、黄体囊肿破裂、输卵管妊娠流产、输卵管妊娠破裂早期）。由于出血量有多有少，所以对腹腔出血的评估就会很重要。

宫内妊娠诊断需排除异位妊娠的可能，但有时候可能出现异位妊娠与宫内妊娠并存的情况。并存情况的发生率极低，约为1/4万。这种情况更多见于辅助生育技术下发生的妊娠。

附件有包块而宫内未见孕囊的异位妊娠，诊断敏感度为84%～90%，特异性为94%～99%。

超声有时有假阳性表现，如将黄体、肠管、卵巢冠囊肿、输卵管积水、子宫内膜异位症误诊为异位妊娠。

如果异位妊娠的孕囊体积很小，或被肠管、异常子宫结构（如子宫肌瘤）遮挡，则超声可能表现为假阴性。因此，若孕产妇缺乏临床症状，则超声检查也可能忽略异位妊娠的可能。

超声或其他腹部成像用以辅助诊断罕见的腹腔妊娠。若超声不能明确妊娠的位置，则可选择 MRI 进行评估。MRI 可用于区别宫颈妊娠、宫内妊娠、输卵管间质部妊娠、腹腔妊娠，从而明确异位妊娠的位置。

因为 CT 对组织层次的分辨率有限，并有辐射的可能，所以一般不用于诊断PUL。

四、异位妊娠破裂的治疗

对异位妊娠破裂的治疗包括两个方面，即非手术治疗和手术治疗。

（一）非手术治疗

非手术治疗包括实验室检查和输血、输液等药物治疗方案。

1. 实验室检查

（1）在急性失血后，血红蛋白、血细胞比容不会马上改变。在输入晶体液，细胞间液进入血管内后，血细胞比容才开始下降。

若无法确定孕产妇血细胞比容、血红蛋白的最低值，则提示需要输血。急性孕产妇血红蛋白浓度低于 70g/L（7g/dL），虽然生命体征尚平稳，但仍应引起重视，血红蛋白值因液体重新分布后可能出现大幅下降。

（2）若孕产妇处于休克状态，那么动脉血气分析是最重要的实验室检查。

休克早期，组织层面的氧代谢失衡最先表现为酸中毒。血气分析 pH 处于 7.30 ~ 7.35，属于异常表现，但处于急性期的这一范围内是可接受的。

轻度酸中毒有助于血液在流经外周组织时释放氧气，而不影响血流动力学变化。

当 pH < 7.25 时，儿茶酚胺活性受到影响，从而导致低血压，并且对血管活性药物的敏感性降低。虽然这一概念由来已久，但最近的数据并未发现相应的证据。

若孕产妇发生代谢性酸中毒，则表明氧气供给缺乏，需要增加输液量，而不能用碳酸氢钠溶液进行中和。若发生致命性酸中毒（pH < 7.2），可用碳酸氢钠溶液进行缓解，同时可以提高 pH。但需注意，目前尚未有文献认为这对提高生存率有帮助。

（3）在严重出血早期，凝血功能检查可能正常。在后续的止血处理过程中，PT 和 APTT 的具体数值有助于明确孕产妇的主要问题。检测血小板功能的最佳项目是出血时间。但对于急性出血孕产妇，该试验实施困难。

2. 药物治疗

（1）补液：对于失血性休克，首先应尽快控制出血和补液。在接收到孕产妇后，应立即开通两路大口径静脉通道，同时抽血化验，明确血型，进行补液。

晶体液是复苏的首选液体。先用 2L 等渗氯化钠（NaCl）溶液或乳酸林格液纠正失血所导致的休克，持续输液直至血流动力学稳定。由于晶体液可迅速漏出血管，所以每输注 1L 液体，其中 20% ~ 30% 可用以提升血管内血量。因此，每补充 3L 液体相当于补充 1L 血管内容积。

利用胶体液提升血量，可达到 1 ∶ 1 的比率进行血容量的补充。当前使用的胶体液包括人血白蛋白、羟乙基淀粉（混有生理盐水或乳酸林格液）或高渗右旋糖酐。但应避免大量使用以 NaCl 溶液作溶媒的羟乙基淀粉（> 1500mL/d），这是由于羟乙基淀粉可能与凝血功能障碍有关，而对其他胶体液未有此说明。

（2）输血：最早应输入红细胞悬液。这是由于全血输液存在发生血容量超负荷的风险，而红细胞悬液输血不会发生血容量超负荷，尤其是在需要成分输血时。若条件允许，输血和输液应有液体加温器。注意必须输同型血。通常在输入

6~8U 的红细胞悬液后，会出现凝血功能障碍的征象，此时应输入新鲜冷冻血浆。在大量输血后，血小板浓度大大降低。当出现凝血功能障碍时，建议及时输入血小板。

（二）手术治疗

异位妊娠破裂手术治疗包括腹腔镜手术和开腹手术。

1. 腹腔镜手术和开腹手术的选择

手术方式取决于孕产妇血流动力学状态，异位妊娠的位置和大小，以及手术医师的临床经验。异位妊娠破裂不一定要行开腹手术。但若孕产妇血流动力学不稳定，需要快速夹闭血管以防病情恶化，则开腹手术可能是更好的选择。对于宫角妊娠和输卵管间质部妊娠，曾经都需要开腹手术，但现在腹腔镜手术已逐渐应用并流行起来。

对于血流动力学稳定的孕产妇，推荐行腹腔镜手术。腹腔镜手术较开腹手术有以下优势：腹腔镜手术用时短，术中出血少，麻醉要求低，住院时间短。开腹手术孕产妇较腹腔镜手术孕产妇发生粘连的可能性高。但不管开腹手术还是腹腔镜手术，输卵管造口术后的再通率是一样的。

有综述总结发现，相比于开腹手术，在腹腔镜下行输卵管造口术可以减低费用、缩短手术时间、减少失血量及缩短住院时间。

当不能行腹腔镜手术时，可选择微创开腹手术。微创开腹手术比开腹手术的术后疼痛小、恢复时间短及术后并发症少。

2. 输卵管切除术与输卵管造口术的选择

腹腔镜手术和开腹手术的目的是完成输卵管切除。输卵管切除术属于根治性手术，是主流的手术方式。然而，对输卵管妊娠也可行保守手术，如输卵管造口术、输卵管伞端胚囊挤压术。当对侧输卵管也存在问题时，可选择输卵管造口术。研究表明，不论行输卵管造口术还是输卵管切除术，术后宫内妊娠的发生率无明显差别。输卵管造口术用于治疗异位妊娠的孕囊未破裂，且其余输卵管组织表面正常的孕产妇。若对侧输卵管也有异常，且孕产妇有再生育要求，则亦可选择输卵管造口术。保守手术有继发性出血、发生再次异位妊娠的可能。

3. 手术技巧

（1）输卵管造口术：可用手术刀或电刀在输卵管系膜对侧做一线形切口，取出妊娠物。经开腹手术或腹腔镜手术均可行输卵管造口术。输卵管造口术的禁忌证有输卵管破裂、输卵管受损严重、同侧输卵管有异位妊娠史等。若术中电凝止血过多，则建议行输卵管切除术。

腹腔镜下输卵管切除术有几种不同的方法。一种是用抓钳将手术结套住输卵管，拉紧扣结，然后切除输卵管。输卵管的残端可另外再打一结进行结扎。另一种是电切术，可在输卵管系膜一侧电凝血管，再用剪刀切除输卵管。操作的重点是提起输卵管，电凝靠近输卵管侧，避免损伤卵巢血管。在输卵管宫角部分切除输卵管时，应靠近子宫的位置。

（2）输卵管切除术：若对孕产妇行开腹手术治疗，那么常规流程通常是行输卵管切除术。

具体操作如下：用一把止血钳横跨输卵管系膜钳夹组织，用另一把止血钳经输卵管近端尽可能靠近宫角进行钳夹。需注意，用止血钳夹应完全阻断输卵管系膜内血管。切除输卵管，用2-0或3-0可吸收线结扎残端。

第六节　产力异常

产力包括子宫收缩力、腹肌收缩力和膈肌收缩力及肛提肌收缩力，其中以子宫收缩力为主。所谓产力异常主要指子宫收缩力异常，而腹肌收缩力和膈肌收缩力及肛提肌收缩力只在第二产程中起到一定的辅助作用。

凡在分娩过程中，子宫收缩的节律性、对称性及极性不正常或强度、频率有改变，称为子宫收缩力异常。

一、诊断要点

根据发生时间可分为原发性和继发性两种。所谓原发性子宫收缩乏力是指产程开始就出现子宫收缩乏力，宫颈口不能如期扩张，胎先露不能如期下降，产程延长；继发性子宫收缩乏力是指产程进展到某一阶段（多在活跃期或第二产程）

出现停滞或进展缓慢。

第一，协调性子宫收缩乏力（低张性子宫收缩乏力）：子宫收缩具有正常的节律性、对称性和极性，但收缩力弱，宫腔压力低（＜15mmHg），出现产程延长或停滞。

第二，不协调性子宫收缩乏力（高张性子宫收缩乏力）：子宫收缩的极性倒置、节律不协调，属无效宫缩，对母婴危害甚大。

第三，异常的产程曲线：如潜伏期延长、活跃期延长或停滞、第二产程延长或停滞、胎头下降延缓或停滞。

二、处理

（一）协调性子宫收缩乏力

无论是原发性还是继发性，首先得寻找原因，若有头盆不称，不能从阴道分娩者，应及时行剖宫产。若排除了头盆不称或胎位异常，估计能经阴道分娩者，应考虑加强宫缩。

1.第一产程

（1）一般处理，精神安慰休息，补充能量，适当应用镇静药。

（2）加强宫缩，如人工剥膜或宫颈口开大3cm以上，可人工破膜（需记住人工剥膜时不能人工破膜，且人工破膜应在宫缩间隙时进行，以防引起羊水栓塞这一严重并发症），也可用地西泮静脉注射，缩宫素（催产素）静脉滴注，一般以缩宫素2.5U加入5%葡萄糖溶液500mL，从每分钟8滴开始，根据宫缩强弱进行调整，对于不敏感者，可逐渐增加缩宫素剂量。

2.第二产程

若无头盆不称，则应加强宫缩，以缩宫素为最佳选择，胎头双顶位已通过坐骨棘平面，等待自然分娩或行会阴侧切，行胎头吸引术或产钳助产；如胎头未衔接或胎儿宫内窘迫，应行剖宫产术。

3.第三产程

宫缩乏力容易并发产后出血，故在胎肩娩出后，肌内注射或静脉滴注缩宫素（或麦角新碱），同时应预防感染。

（二）不协调性子宫收缩乏力

多见于初产妇。通常表现为子宫收缩的极性倒置，宫缩不是平常那样起于两侧宫角部，宫缩的兴奋点是来自子宫的 1 处或多处，频率高，节律不协调。宫缩时宫底部不强，而是中段或下段强，宫腔内压力可达 20mmHg。宫缩间歇期子宫壁不能完全放松，表现为子宫收缩不协调，这种宫缩不能使宫口如期扩张、先露部如期下降，属无效宫缩。但是这种宫缩往往使产妇自觉宫缩强，持续腹痛，精神紧张，烦躁不安，消耗体力，产程延长或停滞，严重者会出现脱水、电解质紊乱、尿潴留，影响胎儿－胎盘循环，导致胎儿宫内窘迫。

（三）子宫收缩过强

1. 协调性子宫收缩过强

这类产力异常表现为子宫收缩力过强、过频，而子宫收缩的节律性、对称性和极性均正常。若产道无阻力，分娩在短时间内可结束，总产程＜ 3 小时，称急产，这类分娩极大地危害母婴健康，产道损伤、新生儿颅内出血、窒息、新生儿外伤的发生率明显高于正常产。

2. 不协调性子宫收缩过强

（1）子宫痉挛性狭窄环：特点是子宫局部平滑肌呈痉挛性收缩，形成环状狭窄，持续不放松，常见于子宫上段、下段交界处及胎体狭窄部，如胎儿颈部。临床表现为产力好，无头盆不称，但产程进展缓慢，或胎盘嵌顿。此环不随宫缩上升，与病理性缩复环有较大的区别，不是子宫破裂的先兆。

（2）强直性子宫收缩

①原因：a. 临产及发生分娩梗阻；b. 不适当地应用缩宫素；c. 胎盘早剥血液浸润子宫肌层。

②临床表现及诊断：产妇烦躁不安，持续性腹痛，拒按，胎位触不清，胎心听不清，严重者出现病理缩复环、血尿等先兆子宫破裂征象。

③处理：a. 镇静，哌替啶 100mg 或吗啡 10mg，肌内注射；b. 缓解缩窄环，25% 硫酸镁 10mL，静脉缓慢注射；c. 若经上述处理，缩窄环仍未缓解，若胎儿存活，立即剖宫产，若胎儿已死，一边等待，一边严密观察。

总之，紧密观察产程进展，找出宫缩异常的原因，判断是何种产力异常，应不失时机地找出难产的原因与类型，给予恰当处理，过早干预不好，过晚处理又会失掉抢救机会，做到心中有数，既不盲目等待，也不无原则处理，方能提高产科质量。

第七节　产道异常

产道包括骨产道（骨盆）及软产道（子宫下段、宫颈、阴道），是胎儿经阴道娩出的通道。产道异常可使胎儿娩出受阻，临床上以骨产道异常多见。

一、骨产道异常

骨盆径线过短或形态异常，致使骨盆腔＜胎先露部通过的限度，阻碍胎先露部下降，影响产程进展，称为骨盆狭窄。骨盆狭窄可以是1个径线过短或多个径线过短，也可以是1个平面狭窄或多个平面同时狭窄。当1个径线过短时，要观察同一个平面的其他径线的大小，再结合整个骨盆的大小与形态进行综合分析，做出正确判断。

（一）分类

1.骨盆入口平面狭窄

我国女性较常见。骨盆外测量骶耻外径＜18cm，内测量对角结合径（DC）＜11.5cm（骨盆入口前后径＜10cm）。常见以下两种。

（1）单纯扁平骨盆：骨盆入口平面呈横扁圆形，骶岬向前突出，使骨盆入口前后径缩短而横径正常。

（2）佝偻病性扁平骨盆：由于童年时患佝偻病、骨软化症使骨盆变形，骶岬被压向前，骨盆入口前后径明显缩短，使骨盆入口呈肾形，骶骨下段向后移，失去骶骨的正常弯度，变直向后翘，尾骨呈钩状突向骨盆出口平面，由于髂骨外展，使髂棘间径＞髂嵴间径；由于坐骨结节外翻，使耻骨弓角度增大，骨盆出口横径变宽。

2. 中骨盆及骨盆出口平面狭窄

（1）漏斗骨盆：骨盆入口各径线值正常，由于两侧盆壁向内倾斜，状如漏斗，故名。特点是中骨盆及出口平面均明显狭窄，使坐骨棘间径、坐骨结节间径（TO）缩短，耻骨弓角度＜90°，TO 与后矢状径之和＜15cm，常见于男型骨盆。

（2）横径狭窄骨盆：与类人猿型骨盆类似。骨盆入口、中骨盆及骨盆出口的横径均缩短，前后径稍长，坐骨切迹宽。骨盆外测量骶耻外径正常，髂棘间径及髂嵴间径均缩短。

3. 骨盆 3 个平面狭窄

骨盆外形属女型骨盆，但骨盆入口平面、中骨盆及骨盆出口平面均狭窄。各个平面径线均比正常值小 2cm 或更多，称为均小骨盆。多见于身材矮小、体形匀称的女性。

4. 畸形骨盆

骨盆失去正常形态，如偏斜骨盆，系一侧髂翼与髋骨发育不良所致骶髂关节固定，以及下肢和髋关节疾病，引起骨盆一侧斜径缩短。

（二）诊断

在分娩过程中，骨盆是个不变的因素。狭窄骨盆影响胎位和胎先露部在分娩机制中的下降和内旋转，也影响宫缩。

1. 病史

询问幼年有无佝偻病、脊髓灰质炎、脊柱和髋关节畸形及外伤史，如为经产妇，应了解既往分娩史。

2. 一般检查

测量身高，如身高在 145cm 以下，应警惕均小骨盆，注意观察体形、步态、有无跛足，有无脊柱及髋关节畸形。

3. 腹部检查

（1）腹部形态：注意观察腹形，软尺测耻上子宫底高度及腹围，B 超观察胎先露与骨盆的关系。并测量胎头双顶径、腹围、股骨长，综合预测胎儿的体重，判断能否顺利通过骨产道。

（2）胎位异常：骨盆入口狭窄往往因头盆不称，胎头不易入盆，导致胎位异常，如臀先露、肩先露；中骨盆狭窄影响已入盆的胎头内旋转，导致持续性枕横位、枕后位等。

（3）估计头盆关系：正常情况下，部分初产妇在预产期前2周，经产妇临产后，胎头应入盆。

如已临产，胎头仍未入盆，则应充分估计头盆关系。检查头盆是否相称的具体方法是：孕妇排空膀胱，仰卧，两下肢伸直，检查者将手放在耻骨联合上方，将浮动的胎头向骨盆腔方向推压，如胎头低于耻骨联合平面，表示胎头可以入盆，头盆相称，称为跨耻征阴性；如胎头与耻骨联合在一平面，表示可疑头盆不称，称为跨耻征可疑阳性；如胎头高于耻骨联合平面，表示头盆明显不称，称为跨耻征阳性。

4.骨盆测量

（1）骨盆外测量：各径线较正常值小2cm或更多，为均小骨盆。骶耻外径 < 18cm 为单纯扁平骨盆。TO > 8cm，耻骨弓角度 < 90° 为漏斗骨盆，其中TO=7.5cm 为轻度漏斗骨盆；TO < 7.0cm 为重度漏斗骨盆。骨盆两侧斜径及同侧直径，两者相差 > 1cm 为偏斜骨盆。

（2）骨盆内测量：DC < 11.5cm，骶岬突出为骨盆入口平面狭窄属单纯扁平骨盆。中骨盆狭窄与骨盆出口平面狭窄往往同时存在，应测量坐骨棘间径、坐骨切迹宽度、出口后矢状径。如坐骨棘间径 < 10cm，坐骨切迹宽度 < 2 横指，为中骨盆狭窄。如 TO < 7.0cm，应测量出口后矢状径及检查骶尾关节活动度，如TO 与出口后矢状径之和 < 15cm，为骨盆出口狭窄。

（三）对母儿的影响

1.对产妇的影响

（1）骨盆入口狭窄：影响胎先露部衔接，易发生胎位异常，引起继发性宫缩乏力，导致产程延长及停滞。

（2）中骨盆狭窄：影响胎头内旋转，易发生持续性枕横位或枕后位。

（3）胎头长时间嵌顿于产道内，压迫软组织引起局部缺血、水肿、坏死、脱落，产后易形成生殖道瘘。

（4）胎膜早破及手术助产增加感染机会。

（5）梗阻性难产如不及时处理，可导致先兆子宫破裂甚至子宫破裂，危及产妇生命。

2. 对胎儿和新生儿的影响

（1）头盆不称易发生胎膜早破，脐带脱垂，导致胎儿窘迫，甚至胎死宫内。

（2）产程长，胎头受压，缺血缺氧，易发生颅内出血。

（3）骨盆狭窄，手术产机会增多，易发生新生儿产伤及感染。

（四）治疗

明确骨盆狭窄的类型和程度，了解胎位、胎儿大小、胎心、宫缩强弱、宫颈扩张程度、破膜与否，结合年龄、产次、既往分娩史综合分析，决定分娩方式。

1. 一般处理

在分娩过程中，消除精神紧张与顾虑，保证营养及水分的摄入，必要时补液。同时严密观察宫缩、胎心、产程进展及胎先露下降程度。

2. 骨盆入口平面狭窄的处理

（1）绝对性入口狭窄：骶耻外径＜16cm，入口前后径＜8.5cm，足月活胎不能入盆，择期剖宫产术。

（2）相对性入口狭窄：骶耻外径 16～18cm，骨盆入口前后径 8.5～9.5cm，足月胎儿体重 3000g 左右，胎心正常，可在严密观察下试产。如规律宫缩 6～8 小时，胎头仍未能入盆，或伴有胎儿窘迫，应行剖宫产术结束分娩。

骨盆入口狭窄，主要为单纯扁平骨盆孕妇，于妊娠末期或临产后，胎头矢状缝只能衔接于入口横径上，胎头侧屈使两顶骨先后依次入盆，呈不均倾式嵌入骨盆入口，称为头盆倾势不均。如前顶骨先嵌入，矢状缝偏后，称前不均倾；后顶骨先嵌入，矢状缝偏前，称后不均倾。当胎头双顶径均通过骨盆入口平面时，即能较顺利地经阴道分娩。

3. 中骨盆及骨盆出口狭窄的处理

在分娩过程中，胎儿在中骨盆完成俯屈和内旋转动作，如中骨盆狭窄，则胎头俯屈和内旋转受阻，易发生持续性枕横位或枕后位。如宫口开全，胎头双顶径已超过坐骨棘水平"S+2"或更低，可经阴道行低位产钳或胎头吸引器助产。如胎头双顶径未达"S+2"，应行剖宫产术，骨盆出口平面是产道的最低部位，应于临产前对胎儿大小、头盆关系做出充分估计，决定能否阴道分娩，不可进行试产。如出口横径≤7.0cm，应测出口后矢状径，如两者之和＞15cm 时，多数胎

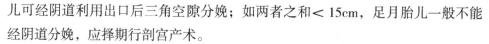

儿可经阴道利用出口后三角空隙分娩；如两者之和＜15cm，足月胎儿一般不能经阴道分娩，应择期行剖宫产术。

4.均小骨盆的处理

除了胎儿较小有试产可能外，多数有头盆不称，应择期行剖宫产术。

5.畸形骨盆的处理

根据畸形骨盆狭窄程度、胎儿大小、产力等情况具体分析，如畸形导致头盆不称，应择期行剖宫产术。

二、软产道异常

软产道包括子宫下段、宫颈及阴道。软产道异常所致的难产少见，容易被忽略。应在妊娠早期常规行双合诊检查，了解软产道有无异常。

（一）阴道异常

1.阴道横隔

阴道横隔多位于阴道上段，在横隔中央或稍偏一侧多有一小孔，易被误认为宫颈外口，产程中常因胎先露下降缓慢或受阻，阴道检查后发现。

治疗：当横隔被撑薄，直视下自小孔将隔做"X"形切开，因胎先露下降压迫，故通常无明显出血。待分娩结束后，再切除剩余的隔，用肠线间断或连续缝合残端。如横隔高且坚厚，阻碍胎先露下降，则需行剖宫产术。

2.阴道纵隔

阴道纵隔常伴有双子宫、双宫颈。位于一侧子宫内的胎儿下降，通过该侧阴道娩出时，纵隔被推向对侧，分娩多无障碍。当纵隔发生于单宫颈时，有时位于胎先露前方，随之下降，如纵隔薄可自行断裂，分娩无障碍。如纵隔厚，阻碍胎先露部下降时，须在纵隔中间剪断，待分娩结束后，再剪除剩余部分，用肠线间断或连续缝合残端。

3.阴道狭窄

由于产伤、药物腐蚀、手术感染致使阴道瘢痕挛缩形成阴道狭窄者，如位置低、狭窄轻，可行较大的侧切，经阴道分娩。如位置高、狭窄重、范围广，应行剖宫产术。

4.阴道尖锐湿疣

妊娠期湿疣生长迅速,早期可治疗。体积大、范围广的阴道尖锐湿疣可阻碍分娩,容易发生裂伤、血肿及感染。为预防新生儿感染,患喉乳头状瘤,以行剖宫产术为宜。

（二）宫颈异常

1.宫颈外口黏合

宫颈外口黏合多在分娩受阻时发现,当宫颈管已消失而宫口不扩张,仍为一很小的小孔,通常用手指稍加压力分离黏合的小孔,宫口则很快开全。偶有宫口不开大,需行剖宫产术。

2.宫颈水肿

宫颈水肿多见于枕后位或滞产,宫口未开全而产妇过早屏气,致使宫颈前唇长时间被压于胎头与耻骨联合之间,血液回流受阻引起水肿,影响宫颈扩张。可用50%硫酸镁湿热敷局部,促使水肿消失,宫口即可继续扩张;也有用地西泮5～10mg局部多点注入或静脉缓慢推注,待宫口近开全,用手将水肿的宫颈前唇上推,使其越过胎头,则可经阴道分娩。如经上述处理宫口不继续扩张,应行剖宫产术。

3.宫颈瘢痕

宫颈陈旧性裂伤,或宫颈锥切术（Leep术）后、宫颈裂伤修补术后、宫颈深部电烙术后等所致的宫颈瘢痕,通常于妊娠后可能软化,但如果宫缩很强,宫颈仍不扩张,不宜久等,应行剖宫产术。

4.子宫颈癌

此时宫颈硬而脆,缺乏伸展性,临产后影响宫颈扩张,如阴道分娩,有发生大出血、裂伤、感染和癌扩散的危险,故不应经阴道分娩,而应行剖宫产术,术后可行放射治疗。如为早期浸润癌,可先行剖宫产术,同时行广泛全子宫切除术及盆腔淋巴结清扫术。

5.宫颈肌瘤

生长于子宫下段和宫颈的较大肌瘤,占据盆腔或阻塞于骨盆入口时,影响胎先露部进入骨盆入口,应行剖宫产术;如肌瘤在骨盆入口以上而胎头已入盆,肌瘤不阻塞产道则可经阴道分娩。

第八节　胎位异常

胎位异常是造成难产的常见因素之一。分娩时枕前位（正常胎位）约占90%，而胎位异常约占10%，其中胎头位置异常居多，占6%～7%，有胎头在骨盆腔内旋转受阻的持续性枕横（后）位，有因胎头俯屈不良呈不同程度仰伸的面先露，还有胎头高直位、前不均倾位等。胎产式异常的臀先露占3%～4%，肩先露已极少见。此外，还有复合先露。明显的胎位异常、胎儿发育异常，软产道或骨产道异常，在产前容易诊断，而多数的异常分娩发生在分娩过程中，必须仔细观察产程，绘制产程图，结合病史、体格检查，综合分析才能及时发现异常情况。

一、持续性枕后位、枕横位

（一）概述

在分娩过程中，胎头以枕后位或枕横位衔接。在下降过程中，胎头枕部因强有力宫缩绝大多数能向前转135°或90%转成枕前位自然分娩。仅有5%～10%胎头枕骨持续不能转向前方，直至分娩后期仍位于母体骨盆后方或侧方，致使分娩发生困难者，称为持续性枕后位。国外报道发病率均为5%左右。

1.病因

（1）骨盆异常：常发生于男型骨盆或类人猿型骨盆。这两类骨盆的特点是骨盆入口平面前半部较狭窄，不适合胎头枕部衔接，后半部较宽，胎头容易以枕后位或枕横位衔接。这类骨盆常伴有中骨盆平面及骨盆出口平面狭窄，影响胎头在中骨盆平面向前旋转，为适应骨盆形态而成为持续性枕后位或持续性枕横位。由于扁平骨盆前后径短小，均小骨盆各径线均小，而骨盆入口横径最长，胎头常以枕横位入盆，由于骨盆偏小，胎头旋转困难，胎头便持续在枕横位。

（2）胎头俯屈不良：若以枕后位衔接，胎儿脊柱与母体脊柱接近，不利于胎头俯屈，胎头前囟成为胎头下降的最低部位，而最低点又常转向骨盆前方，当前囟转至前方或侧方时，胎头枕部转至后方或侧方，形成持续性枕后位或持续性枕横位。

（3）子宫收缩乏力：影响胎头下降、俯屈及内旋转，容易造成持续性枕后位或枕横位。

（4）头盆不称：头盆不称使内旋转受阻，而呈持续性枕后位或枕横位。

2.临床特征

（1）临床表现：临产后胎头衔接较晚及俯屈不良，由于枕后位的胎先露部不易紧贴子宫下段及宫颈内口，常导致协调性宫缩乏力及宫口扩张缓慢。因枕骨持续位于骨盆后方压迫直肠，产妇自觉肛门坠胀及排便感，致使宫口尚未开全时过早使用腹压，容易导致宫颈前唇水肿和产妇疲劳，影响产程进展。持续性枕后位常致活跃期晚期及第二产程延长。若在阴道口虽已见到胎发，历经多次宫缩时屏气却不见胎头继续顺利下降时，应想到可能是持续性枕后位。

（2）腹部：检查在宫底部触及胎臀，胎背偏向母体后方或侧方，在对侧明显触及胎儿肢体。若胎头已衔接，有时可在胎儿肢体侧耻骨联合上方扪到胎儿颏部。胎心在脐下一侧偏外方听得最响亮，枕后位时因胎背伸直，前胸贴近母体腹壁，胎心在胎儿肢体侧的胎胸部位也能听到。

（3）肛门检查或阴道检查：当肛门检查宫口部分扩张或开全时，若为枕后位，感到盆腔后部空虚，查明胎头矢状缝位于骨盆斜径上。前囟在骨盆右前方，后囟（枕部）在骨盆左后方则为枕左后位，反之为枕右后位。查明胎头矢状缝位于骨盆横径上，后囟在骨盆左侧方，则为枕左横位，反之为枕右横位。当出现胎头水肿、颅骨重叠、囟门触不清时，需行阴道检查借助胎儿耳郭及耳屏位置及方向判定胎位，若耳郭朝向骨盆后方，诊断为枕后位；若耳郭朝向骨盆侧方，诊断为枕横位。

（4）B型超声检查：根据胎头颜面及枕部位置，能准确探清胎头位置以明确诊断。

（二）防治

持续性枕后位、枕横位在骨盆无异常、胎儿不大时，可以试产。试产时应严密观察产程，注意胎头下降、宫口扩张程度、宫缩强弱及胎心有无改变。

1.第一产程

（1）潜伏期：需保证产妇充分营养与休息。若有情绪紧张，睡眠不好，可给予派替啶或地西泮。让产妇朝向胎背的对侧方向侧卧，以利胎头枕部转向前方。若宫缩欠佳，应尽早静脉滴注缩宫素。

（2）活跃期：宫口开大 3 ～ 4cm 产程停滞除外，头盆不称可行人工破膜，若产力欠佳，静脉滴注缩宫素。若宫口开大每小时 1cm 以上，伴胎先露部下降，多能经阴道分娩。在试产过程中，出现胎儿窘迫征象，应行剖宫产术结束分娩。若经过上述处理效果不佳，每小时宫口开大＜ 1cm 或无进展时，则应剖宫产结束分娩。宫口开全之前，嘱产妇不要过早屏气用力，以免引起宫颈前唇水肿，影响产程进展。

2.第二产程

若第二产程进展缓慢，初产妇已近 2 小时，经产妇已近 1 小时，应行阴道检查。当胎头双顶径已达坐骨棘平面或更低时，可先行徒手将胎头枕部转向前方，使矢状缝与骨盆出口前后径一致，或自然分娩，或阴道助产（低位产钳术或胎头吸引术）。若转成枕前位有困难时，也可向后转成正枕后位，再以产钳助产。若以枕后位娩出时，需做较大的会阴后斜切开，以免造成会阴裂伤。若胎头位置较高，疑有头盆不称，需行剖宫产术，中位产钳禁止使用。

3.第三产程

因产程延长，容易发生产后宫缩乏力，胎盘娩出后应立即静脉注射或肌内注射子宫收缩药，以防发生产后出血。有软产道裂伤者，应及时修补。新生儿应重点监护。凡行手术助产及有软产道裂伤者，产后应给予抗生素预防感染。

二、胎头高直位

（一）概述

胎头以不屈不仰姿势衔接于骨盆入口，其矢状缝与骨盆入口前后径相一致，称为胎头高直位。发病率国内文献报道为 1.08%，国外资料报道为 0.6% ～ 1.6%。胎头枕骨向前靠近耻骨联合者称为胎头高直前位，又称枕耻位；胎头枕骨向后靠近骶岬者称为胎头高直后位，又称枕骶位。胎头高直位对母儿危害较大，应妥善处理。

1.病因

与下述因素可能有关：头盆不称，骨盆入口平面狭窄，胎头大，腹壁松弛，胎膜早破，均可使胎头矢状缝有可能被固定在骨盆前后径上，形成胎头高直位。

2.临床特征

（1）临床表现：由于临产后胎头不俯屈，进入骨盆入口的胎头径线增大，胎头迟迟不衔接，使胎头不下降或下降缓慢，宫口扩张也缓慢，致使产程延长，常感耻骨联合部位疼痛。

（2）腹部检查：胎头高直前位时，胎背靠近腹前壁，不易触及胎儿肢体，胎心位置稍高，在近腹中线听得最清楚。胎头高直后位时，胎儿肢体靠近腹前壁，有时在耻骨联合上方可清楚触及胎儿下颏。

（3）阴道检查：因胎头位置高，肛门检查不易查清，此时应做阴道检查。发现胎头矢状缝与骨盆入口前后径一致，后囟在耻骨联合后，前囟在骶骨前，为胎头高直前位，反之为胎头高直后位。

（4）B型超声检查：可探清胎头双顶径与骨盆入口横径一致，胎头矢状缝与骨盆入口前后径一致。

（二）防治

胎头高直前位时，若骨盆正常、胎儿不大、产力强，应给予充分试产机会，加强宫缩促使胎头俯屈，胎头转为枕前位可经阴道分娩或阴道助产，若试产失败再行剖宫产术结束分娩。胎头高直后位因很难经阴道分娩，一经确诊应行剖宫产术。

三、前不均倾位

（一）概述

枕横位的胎头（胎头矢状缝与骨盆入口横径一致）以前顶骨先入盆称前不均倾位，其发病率约为 0.68%。

1.病因

常发生在骨盆倾斜度过大、腹壁松弛、悬垂腹时，因胎儿身体向前倾斜，使胎头前顶骨先入盆，此时若合并头盆不称因素更易发生。

2.临床特征

（1）临床表现：产程延长，胎头迟迟不衔接，即使衔接也难以顺利下降，多在宫口扩张至 3 ~ 5cm 时即停滞不前，因前顶骨紧嵌于耻骨联合后方，压迫尿道及宫颈前唇，导致尿潴留、宫颈前唇水肿及胎膜早破。胎头受压过久，可出现胎头水肿。

（2）腹部检查：前不均倾位的胎头不易入盆。在临产早期，于耻骨联合上方可扪到胎头前顶部。随产程进展，胎头继续侧屈使胎头与胎肩折叠于骨盆入口处，因胎头折叠于胎肩之后使胎肩高于耻骨联合平面，于耻骨联合上方只能触到一侧胎肩而触不到胎头，易误认为胎头已入盆。

（3）阴道检查：胎头矢状缝在骨盆入口横径上，向后移靠近骶岬，同时前后囟一起后移。前顶骨紧嵌于耻骨联合后方，产瘤大部分位于前顶骨，因后顶骨的大部分尚在骶岬之上，致使盆腔后半部空虚。耻骨联合后方成为均倾姿势。少数以前顶骨先入盆，由于耻骨联合后平面直而无凹陷，前顶骨紧紧嵌顿于耻骨联合后，使后顶骨架在骶岬之上无法下降入盆。偶见骨盆宽大、胎儿较小、宫缩强，前顶骨降至耻骨联合后，经侧屈后顶骨能滑过而入盆。

（二）防治

一旦确诊为前不均倾位，除极个别胎儿小、宫缩强、骨盆宽大可给予短时间试产外，均应尽快以剖宫产结束分娩。

四、面先露

（一）概述

面先露多于临产后发现。系因胎头极度仰伸，使胎儿枕部与胎背接触。面先露以颏部为指示点，有颏左前、颏左横、颏左后、颏右前、颏右横、颏右后 6 种胎位，以颏左前及颏右后位较多见。我国 15 所医院统计发病率为 0.80‰ ~ 2.70‰，国外资料为 0.17‰ ~ 0.21‰，经产妇多于初产妇。

1.病因

（1）骨盆狭窄：有可能阻碍胎头俯屈的因素均可能导致面先露。胎头衔接受阻，阻碍胎头俯屈，导致胎头极度仰伸。

（2）头盆不称：临产后胎头衔接受阻，造成胎头极度仰伸。

（3）腹壁松弛：经产妇悬垂腹时胎背向前反屈，胎儿颈椎及胸椎仰伸形成面先露。

（4）脐带过短或脐带绕颈：使胎头俯屈困难。

（5）畸形：无脑儿因无顶骨，可自然形成面先露。先天性甲状腺肿，胎头俯屈困难，也可导致面先露。

2.临床特征

（1）腹部检查：因胎头极度仰伸，入盆受阻，胎体伸直，宫底位置较高。颏前位时，在孕妇腹前壁容易扪及胎儿肢体，胎心由胸部传出，故在胎儿肢体侧的下腹部听得最清楚。颏后位时，于耻骨联合上方可触及胎儿枕骨隆凸与胎背之间有明显凹沟，胎心较遥远而弱。

（2）肛门检查及阴道检查：可触到高低不平、软硬不均的颜面部，若宫口开大时可触及胎儿口、鼻、颧骨及眼眶，并依据颏部所在位置确定其胎位。

（3）B型超声检查：可以明确面先露并能探清胎位。

（二）防治

颏前位时，若无头盆不称，产力良好，有可能自然分娩；若出现继发性宫缩乏力，第二产程延长，可用产钳助娩，但会阴后斜切开要足够大。若有头盆不称或出现胎儿窘迫征象，应行剖宫产术。持续性颏后位时，难以经阴道分娩，应行剖宫产术结束分娩。若胎儿畸形，无论颏前位或颏后位，均应在宫口开全后行穿颅术结束分娩。

五、臀先露

（一）概述

臀先露是最常见的异常胎位，占妊娠足月分娩总数的3%～4%，多见于经产妇。因胎头比胎臀大，分娩时后出胎头无明显变形，往往娩出困难，加之脐带脱垂较多见，使围生儿死亡率增高，是枕先露的3～8倍。臀先露以骶骨为指示点，有骶左前、骶左横、骶左后、骶右前、骶右横、骶右后6种胎位。

1. 病因

妊娠 30 周以前，臀先露较多见，妊娠 30 周以后多能自然转成头先露。临产后持续为臀先露的原因尚不十分明确，可能的因素如下。

（1）胎儿在宫腔内活动范围过大：羊水过多、经产妇腹壁松弛及早产儿羊水相对偏多，胎儿易在宫腔内自由活动形成臀先露。

（2）胎儿在宫腔内活动范围受限：子宫畸形（如单角子宫、双角子宫等）、胎儿畸形（如无脑儿、脑积水等）、双胎妊娠及羊水过少等，容易发生臀先露。胎盘附着在宫底宫角部易发生臀先露，占 73%，而头先露仅占 5%。

（3）胎头衔接受阻：狭窄骨盆、前置胎盘、肿瘤阻塞骨盆腔及巨大胎儿等，也易发生臀先露。

2. 临床分类

根据胎儿两下肢所取的姿势分为以下 3 类。

（1）单臀先露或下肢（腿）直臀先露：胎儿双髋关节屈曲，双膝关节直伸，以臀部为先露。最多见。

（2）完全臀先露或混合臀先露：胎儿双髋关节及双膝关节均屈曲，有如盘膝坐，以臀部和双足为先露。较多见。

（3）不完全臀先露：以一足或双足、一膝或双膝，或一足一膝为先露。膝先露是暂时的，产程开始后转为足先露。较少见。

3. 临床特征

（1）临床表现：孕妇常感肋下有圆而硬的胎头。由于胎臀不能紧贴子宫下段及宫颈内口，常导致宫缩乏力，宫口扩张缓慢，致使产程延长。

（2）腹部检查：子宫呈纵椭圆形，胎体纵轴与母体纵轴一致。在宫底部可触到圆而硬、按压时有浮球感的胎头；若未衔接，在耻骨联合上方触到不规则、软而宽的胎臀，胎心在脐左（或右）上方听得最清楚。衔接后，胎臀位于耻骨联合之下，胎心听诊以脐下最明显。

（3）肛门检查及阴道检查：肛门检查时，触及软而不规则的胎臀或触到胎足、胎膝。若胎臀位置高，肛门检查不能确定时，需行阴道检查。阴道检查时，了解宫口扩张程度及有无脐带脱垂。若胎膜已破，能直接触到胎臀、外生殖器及肛门，此时应注意与颜面相鉴别。若为胎臀，可触及肛门与两坐骨结节连在一条直线上，手指放入肛门内有环状括约肌收缩感，取出手指可见有胎粪。若为颜面，口与两颧骨突出点呈三角形，手指放入口内可触及牙龈和弓状的下颌骨。若触及胎足时，应与胎手相鉴别。

（4）B型超声检查：能准确探清臀先露类型及胎儿大小、胎头姿势等。

（二）防治

1. 妊娠期

于妊娠 30 周前，臀先露多能自行转为头先露。若妊娠 30 周后仍为臀先露应予矫正。常用的矫正方法有以下几种。

（1）胸膝卧位：让孕妇排空膀胱，松解裤带，做胸膝卧位姿势，每日 2 次，每次 15 分钟，连做 1 周后复查。这种姿势可使胎臀退出盆腔，借助胎儿重心改变，使胎头与胎背所形成的弧形顺着宫底弧面滑动而完成胎位矫正。

（2）激光照射或艾灸至阴穴：近年多用激光照射两侧至阴穴，也可用艾条灸，每日 1 次，每次 15~20 分钟，5 次为 1 个疗程。

（3）外转胎位术：应用上述矫正方法无效者，于妊娠 32~34 周时，可行外转胎位术，因有发生胎盘早剥、脐带缠绕等严重并发症的可能，应用时要慎重，术前 30 分钟口服沙丁胺醇 4.8mg。行外转胎位术时，最好在 B 型超声监测下进行。孕妇平卧，两下肢屈曲稍外展，露出腹壁。查清胎位，听胎心率。操作步骤包括松动胎先露部、转胎。动作应轻柔，间断进行。若术中或术后发现胎动频繁而剧烈或胎心率异常，应停止转动并退回原胎位观察 30 分钟。

2. 分娩期

应根据产妇年龄、胎产次、骨盆大小、胎儿大小、胎儿是否存活、臀先露类型及有无并发症，于临产初期做出正确判断，决定分娩方式。

（1）选择性剖宫产的指征：狭窄骨盆、软产道异常、胎儿体重 > 3500g、胎儿窘迫、高龄初产、有难产史、不完全臀先露等，均应行剖宫产术结束分娩。

（2）决定经阴道分娩的处理。

第一产程：产妇应侧卧，不宜站立走动。少做肛门检查，不灌肠，尽量避免胎膜破裂。一旦破膜，应立即听胎心。若胎心变慢或变快，应行肛门检查，必要时行阴道检查，了解有无脐带脱垂。若有脐带脱垂，胎心尚好，宫口未开全，为抢救胎儿，需立即行剖宫产术。若无脐带脱垂，可严密观察胎心及产程进展。若出现协调性宫缩乏力，应设法加强宫缩。当宫口开大 4~5cm 时，胎足即可经宫口脱出至阴道。为了使宫颈和阴道充分扩张，消毒外阴之后，使用"堵"外阴方法。当宫缩时用无菌巾以手掌堵住阴道口，让胎臀下降，避免胎足先下降，待宫口及阴道充分扩张后才让胎臀娩出。此法有利于后出胎头的顺利娩出。在"堵"的过程中应每隔 10 ~ 15 分钟听胎心 1 次，并注意宫口是否开全。宫口已开全再堵易引起胎儿窘迫或子宫破裂。宫口近开全时，要做好接产和抢救新生儿窒息的准备。

第二产程：接产前，应导尿排空膀胱。初产妇应做会阴侧切术。有 3 种分娩方式。

①自然分娩。胎儿自然娩出，不做任何牵拉，极少见，仅见于经产妇、胎儿小、宫缩强、产道正常者。

②臀助产术。当胎臀自然娩出至脐部后，胎肩及后出胎头由接产者协助娩出，脐部娩出后，一般应在 2 ~ 3 分钟娩出胎头，最长不能超过 8 分钟，后出胎头娩出有主张用单叶产钳效果佳。

③臀牵引术。胎儿全部由接产者牵拉娩出，此种手术对胎儿损伤大，不宜采用。

第三产程延长易并发子宫乏力性出血。胎盘娩出后，应肌内注射缩宫素，防止产后出血。行手术操作及有软产道损伤者，应及时缝合，并予以抗生素预防感染。

六、肩先露

（一）概述

胎体纵轴与母体纵轴相垂直为横产式。胎体横卧于骨盆入口之上，先露部为肩，称为肩先露，占妊娠足月分娩总数的 0.25%，是对母儿最不利的胎位。除死胎及早产儿胎体可折叠娩出外，足月活胎不可能经阴道娩出。若不及时处理，容易造成子宫破裂，威胁母儿生命。根据胎头在母体左侧或右侧和胎儿肩胛朝向母体前方或后方，有肩左前、肩左后、肩右前、肩右后 4 种胎位。

1.病因

发生原因与臀先露类似。

2. 临床特征

（1）临床表现：胎先露部胎肩不能紧贴子宫下段及宫颈内口，缺乏直接刺激，容易发生宫缩乏力；胎肩对宫颈压力不均，容易发生胎膜早破。破膜后羊水迅速外流，胎儿上肢或脐带容易脱出，导致胎儿窘迫甚至死亡。随着宫缩不断加强、胎肩及胸廓一部分被挤入盆腔内，胎体折叠弯曲，胎颈被拉长，上肢脱出于阴道口外，胎头和胎臀仍被阻于骨盆入口上方，形成忽略性肩先露。子宫收缩继续增强，子宫上段越来越厚，子宫下段被动扩张越来越薄，由于子宫上下段肌壁厚薄相差悬殊，形成环状凹陷，并随宫缩逐渐升高，甚至可以高达脐上，形成病理缩复环，这是子宫破裂的先兆，若不及时处理，将会发生子宫破裂。

（2）腹部检查：子宫呈横椭圆形，子宫长度低于妊娠周数，子宫横径宽。宫底部及耻骨联合上方较空虚，在母体腹部一侧触到胎头，另一侧触到胎臀。肩前位时，胎背朝向母体腹壁，触之宽大平坦；肩后位时，胎儿肢体朝向母体腹壁，触及不规则的小肢体。胎儿在脐周两侧最清楚。根据腹部检查多能确定胎位。

（3）肛门检查或阴道检查：胎膜未破者，因胎先露部浮动于骨盆入口上方，肛门检查不易触及胎先露部。若胎膜已破、宫口已扩张者，阴道检查可触到肩胛骨或肩峰、肋骨及腋窝。腋窝尖端指向胎儿头端，据此可决定胎头在母体左侧或右侧。肩胛骨朝向母体前方或后方，可决定肩前位或肩后位。例如，胎头在母体右侧，肩胛骨朝向后方，则为肩右后位。胎手若已脱出于阴道口外，可用握手法鉴别是胎儿左手或右手，因检查者只能与胎儿同侧的手相握。例如，肩右前位时左手脱出，检查者用左手与胎儿左手相握，余类推。

（4）B 型超声检查：能准确探清肩先露，并能确定具体胎位。

（二）防治

1. 妊娠期

妊娠后期发现肩先露应及时矫正。可采用胸膝卧位、激光照射（或艾灸）至阴穴。上述矫正方法无效，应试行外转胎位术转成头先露，并包扎腹部以固定胎头。若行外转胎位术失败，应提前住院决定分娩方式。

2. 分娩期

根据胎次产次、胎儿大小、胎儿是否存活、宫口扩张程度、胎膜是否破裂、有无并发症等，决定分娩方式。

（1）足月活胎，伴有产科指征（如狭窄骨盆、前置胎盘、有难产史等），应于临产前行择期剖宫产术结束分娩。

（2）初产妇、足月活胎，临产后应行剖宫产术。

（3）经产妇、足月活胎，也可行剖宫产。若宫口开大5cm以上，破膜不久，羊水未流尽，可在全身麻醉下行内转胎位术，转成臀先露，待宫口开全助产娩出。若双胎妊娠第2胎儿为肩先露，可行内转胎位术。

（4）出现先兆子宫破裂或子宫破裂征象，无论胎儿死活，均应立即行剖宫产术。术中若发现宫腔感染严重，应将子宫一并切除。

（5）胎儿已死，无先兆子宫破裂征象，若宫口近开全，在全身麻醉下行断头术或碎胎术。术后应常规检查子宫下段、宫颈及阴道有无裂伤。若有裂伤应及时缝合。注意产后出血，给予抗生素预防感染。

七、复合先露

（一）概述

胎先露部伴有肢体同时进入骨盆入口，称为复合先露。临床以一手或一前臂沿胎头脱出最常见，多发生于早产者，发病率为0.80‰~1.66‰。胎先露部不能完全充填骨盆入口或在胎先露部周围有空隙均可发生。

1.病因

以经产妇腹壁松弛者、临产后胎头高浮、骨盆狭窄、胎膜早破、早产、双胎妊娠及羊水过多等为常见原因。

2.临床特征

当产程进展缓慢时，行阴道检查发现胎先露部旁有肢体即可明确诊断。常见胎头与胎手同时入盆。诊断时应注意和臀先露及肩先露相鉴别。

（二）防治

发现复合先露，首先应查清有无头盆不称。若无头盆不称，让产妇向脱出肢体的对侧侧卧，肢体常可自然缩回。脱出肢体与胎头已入盆，待宫口近开全或开全后上推肢体，将其回纳，然后经腹部下压胎头，使胎头下降，以产钳助娩。若头盆不称明显或伴有胎儿窘迫征象，应尽早行剖宫产术。

第九节　产后出血

产后出血是指胎儿娩出后 24 小时内失血量超过 500mL，是分娩期常见的严重并发症，居我国产妇死亡原因首位。其发病率占分娩总数的 2% ~ 3%。产后出血可发生在 3 个时期，即胎儿娩出后至胎盘娩出前、胎盘娩出至产后 2 小时及产后 2 ~ 24 小时，多发生在前两期。产后 2 小时内失血量占产后 24 小时内失血量的 74.7%。由于分娩时测量和收集失血量存在一定的困难，估计失血量偏少，实际发病率更高。引起产后出血的主要原因为子宫收缩乏力、胎盘因素、软产道损伤及凝血功能障碍。在诊断中应予高度重视，值得注意的是近年来在抢救产科大量汹涌出血时，如果在彻底止血前只补充晶体液及红细胞，还会引起稀释性凝集病。

一、子宫收缩乏力

宫缩乏力性出血依然是产后出血的主要原因，占 70% ~ 90%，及时有效地处理宫缩乏力性产后出血，对降低孕产妇死亡率十分关键。

（一）病因与发病机制

引起子宫收缩乏力性产后出血的原因有多种，凡是影响子宫收缩和缩复功能的因素都可引起子宫乏力性产后出血，常见的有全身因素、子宫局部因素、产程因素、产科并发症、内分泌及药物因素等。

1. 全身因素

孕妇的体质虚弱，妊娠合并心脏病、高血压、肝病、血液病等慢性全身性疾病均可致产后宫缩乏力。另外，产妇可因产程中对分娩的恐惧及精神紧张和产后胎儿性别不理想等精神因素使大脑皮质功能紊乱，加上产程中进食不足及体力消耗，水电解质平衡紊乱，均可导致宫缩乏力。

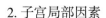

2. 子宫局部因素

（1）子宫肌纤维过度伸展：如多胎妊娠、巨大儿、羊水过多等，使子宫肌纤维失去正常收缩能力。

（2）子宫肌壁损伤：经产妇使子宫肌纤维变性，结缔组织增生影响子宫收缩。急产、剖宫产和子宫肌瘤剔除术后，都可因子宫肌壁的损伤影响宫缩。

（3）子宫病变：子宫畸形（如双角子宫、残角子宫、双子宫等）、子宫肌瘤、子宫腺肌病等，均能引起产后宫缩乏力。

3. 产程因素

产程延长、滞产、头盆不称或胎位异常试产失败等，都可引起继发性宫缩乏力，导致产后出血。

4. 产科并发症

妊娠高血压病、宫腔感染、胎盘早剥、前置胎盘等可因子宫肌纤维水肿，子宫胎盘卒中，胎盘剥离面渗血，子宫下段收缩不良等引起宫缩乏力性产后出血。

5. 内分泌失调

产时和产后，产妇体内雌激素、缩宫素及前列腺素合成与释放减少，使缩宫素受体数量减少，肌细胞间隙连接蛋白数量减少。子宫平滑肌细胞 Ca^{2+} 浓度降低，肌浆蛋白轻链激酶及 ATP 酶不足，均可影响肌细胞收缩，导致宫缩乏力。

6. 药物影响

产前及产时使用大剂量镇静药、镇痛药及麻醉药，如吗啡、氯丙嗪、硫酸镁、哌替啶、苯巴比妥钠等，都可以使宫缩受到抑制而发生宫缩乏力性产后出血。

（二）临床表现

子宫收缩乏力性产后出血可发生在胎盘娩出前也可以在胎盘娩出后，胎盘娩出后阴道大量出血及失血性休克等相应症状，是产后出血的主要临床表现。主要表现为胎盘娩出后阴道出血较多，按压宫底有血块挤出，也可以没有突然大量的出血，但有持续的中等量出血，直到出现严重的血容量不足，产妇可出现烦躁、皮肤苍白湿冷、脉搏细弱、脉压缩小等休克症状。

（三）诊断

1.估计失血量

胎盘娩出后 24 小时 > 500mL 可诊断产后出血。估计失血量的方法有以下几种。

（1）称重法：失血量（mL）=[胎儿娩出后的接血敷料湿重（g）– 接血前敷料干重（g）]/1.05（血液比重 g/mL）。

（2）容积法：用产后接血容器收集血液后，放入量杯测量失血量。

（3）面积法：可按接血纱块血湿面积粗略估计失血量。

（4）监测生命体征、尿量和精神状态。

（5）休克指数法，休克指数 = 心率 / 收缩压（mmHg）。

（6）血红蛋白含量测定，血红蛋白每下降 10g/L，失血 400 ~ 500mL。但是产后出血早期，由于血液浓缩，血红蛋白值常不能准确反映实际出血量。

2.确诊条件

（1）出血发生于胎盘娩出后。

（2）出血为暗红色或鲜红色，伴有血块。

（3）宫底升高，子宫质软、轮廓不清，阴道出血多或剖宫产时可以直接触到子宫呈疲软状。按摩子宫及应用缩宫药后，子宫变硬，阴道出血可减少或停止。

（4）除外产道裂伤、胎盘因素和凝血功能障碍因素所致产后出血。

（四）处理

宫缩乏力性产后出血的处理原则为：正确估计失血量和动态监护、针对病因加强宫缩、止血、补充血容量、纠正失血性休克、预防多器官功能衰竭及感染。

1.正确估计出血量和动态监护

准确估计失血量是判断病情和选择实施抢救措施的关键。估计失血量大于或可能大于 500mL 时，则须及时采取必要的动态监护措施，如凝血功能、水电解质平衡，持续心电监护，持续监测血压、脉搏等生命体征；必要时可以连续检测血红蛋白浓度及凝血功能。

2. 处理方法

（1）子宫按摩或压迫法：可采用经腹按摩或经腹经阴道联合按压。经腹按摩方法为，胎盘娩出后，术者一手的拇指在前、其余四指在后，在下腹部按摩并压迫宫底，挤出宫腔内积血，促进子宫收缩；经腹经阴道联合按压法为，术者一手戴无菌手套伸入阴道握拳置于阴道前穹隆，顶住子宫前壁，另一只手在腹部按压子宫后壁，使宫体前屈，两手相对紧压并均匀有节律地按摩子宫；剖宫产时可以手入腹腔，直接按摩宫底，增强子宫收缩。按摩时间以子宫恢复正常收缩并能保持收缩状态为止，同时要配合应用宫缩药。

（2）宫缩药的应用

①缩宫素：为预防和治疗产后出血的一线药物。治疗产后出血方法为缩宫素10U 肌内注射、子宫肌层或宫颈注射，以后 10 ～ 20U 加入 500mL 晶体液中静脉滴注，给药速度根据患者的反应调整，常规速度 250mL/h，约 80mU/min。静脉滴注能立即起效，但半衰期短（1 ～ 6 分钟），故需持续静脉滴注。缩宫素应用相对安全，大剂量应用时可引起高血压、水钠潴留和心血管系统不良反应；一次大剂量静脉注射未稀释的缩宫素，可导致低血压、心动过速和（或）心律失常，甚至心搏骤停，虽然合成缩宫素制剂不含抗利尿激素，但仍有一定的抗利尿作用，大剂量应用特别是持续长时间静脉滴注可引起水中毒。因缩宫素有受体饱和现象，无限制加大用量反而效果不佳，并可出现不良反应，故 24 小时总量应控制在 60U 内。

②卡前列素氨丁三醇（为前列腺素 F2α 衍生物（15- 甲基 PGF2α)，引起全子宫协调有力的收缩。用法为 250μg（1 支）深部肌内注射或子宫肌层注射，3 分钟起作用，30 分钟达作用高峰，可维持 2 小时，必要时可重复使用，总量不超过 8 个剂量。此药可引起肺气道和血管痉挛外，另外的不良反应有腹泻、高血压、呕吐、高热、颜面潮红和心动过速。支气管哮喘、心脏病和青光眼患者禁用，高血压患者慎用。

③米索前列醇：系前列腺素 & 的衍生物，可引起全子宫有力收缩，应用方法为米索前列醇 200 ～ 600μg 顿服或舌下给药，口服 10 分钟达高峰，2 小时后可重复应用，米索前列醇不良反应者恶心、呕吐、腹泻、寒战和体温升高较常见；高血压、活动性心、肝、肾病及肾上腺皮质功能不全者慎用，青光眼、支气管哮喘及过敏体质者禁用。

（3）手术治疗：在上述处理效果不佳时，可根据患者情况和医师的熟练程度选用下列手术方法。

宫腔填塞：有宫腔水囊压迫和宫腔纱条填塞两种方法，阴道分娩后宜选用水囊压迫，剖宫产术中选用纱条填塞。宫腔填塞后应密切观察出血量、子宫底高度、生命体征变化等，动态监测血红蛋白、凝血功能的状况，以避免宫腔积血，水囊或纱条放置 24 ～ 48 小时后取出，要注意预防感染。

B-Lynch 缝合：适用于子宫收缩乏力性产后出血，子宫按摩和宫缩药无效并有可能切除子宫的患者。方法是将子宫托出腹腔，先试用两手加压观察出血量是否减少以估计 B-Lynch 缝合成功止血的可能性，加压后出血基本停止，则成功可能性大，可行 B-Lynch 缝合术。下推膀胱腹膜返折进一步暴露子宫下段。应用可吸收线缝合，先从右侧子宫切口下缘 2 ～ 3cm、子宫内侧 3cm 处进针，经宫腔至距切口上缘 2 ～ 3cm、子宫内侧 4cm 出针；然后经距宫角 3 ～ 4cm 宫底将缝线垂直绕向子宫后壁，于前壁相应位置进针进入宫腔横向至左侧后壁与右侧相应位置进针，出针后将缝线垂直通过宫底至子宫前壁，与右侧相应位置分别于左侧子宫切口上、下缘缝合。收紧 2 根缝线，检查无出血即打结。然后再关闭子宫切口。子宫放回腹腔观察 10 分钟，注意下段切口有无渗血，阴道有无出血及子宫颜色，若正常即逐层关腹。B-Lynch 缝合术后并发症的报道较为罕见，但有感染和组织坏死的可能，应掌握手术适应证。

盆腔血管结扎：包括子宫动脉结扎和髂内动脉结扎。子宫血管结扎适用于难治性产后出血，尤其是剖宫产术中宫缩乏力性出血，经宫缩药和按摩子宫无效，或子宫切口撕裂而局部止血困难者。推荐五步血管结扎法，单侧子宫动脉上行支结扎；双侧子宫动脉上行支结扎；子宫动脉下行支结扎；单侧卵巢子宫血管吻合支结扎；双侧卵巢子宫血管吻合支结扎。髂内动脉结扎术手术操作困难，需要由盆底手术熟练的妇产科医师操作。适用于宫颈或盆底渗血、宫颈或阔韧带出血、腹膜后血肿、非手术治疗无效的产后出血，结扎前后需准确辨认髂外动脉和股动脉，必须小心勿损伤髂内静脉，否则可导致严重的盆底出血。

经导管动脉栓塞术（TAE）：

①适应证：经非手术治疗无效的各种难治性产后出血，生命体征稳定。

②禁忌证：生命体征不稳定、不宜搬动的患者；合并有其他脏器出血的DIC，严重的心、肝、肾病及凝血功能障碍；对造影剂过敏者。

③方法：局部麻醉下行一侧腹股沟韧带中点股动脉搏动最强点穿刺，以Seldinger技术完成股动脉插管。先行盆腔造影，再行双侧髂内动脉及子宫动脉造影，显示出血部位及出血侧子宫动脉，大量造影剂外溢区即为出血处。迅速将导管插入出血侧的髂内动脉前干，行髂内动脉栓塞术（IIAE）或子宫动脉栓塞术（UAE），两者均属经导管动脉栓塞术（TAE）的范畴。固定导管，向该动脉注入带抗生素的明胶海绵颗粒或明胶海绵条或明胶海绵弹簧钢圈后，直至确认出血停止，行数字减影成像技术（DSA）造影证实已止血成功即可，不要过度栓塞。同法栓塞对侧。因子宫供血呈明显的双侧性，仅栓塞一侧子宫动脉或髂内动脉前干将导致栓塞失败。临床研究结果表明术中发生的难治性产后出血以髂内动脉结扎术和子宫切除术为宜。而术后或顺产后发生的顽固性出血可选择髂内动脉栓塞术。对于复发出血者，尚可再次接受血管栓塞治疗。

子宫切除术：适用于各种非手术治疗方法无效者。一般为次全子宫切除术，如前置胎盘或部分胎盘植入宫颈时行子宫全切除术。操作注意事项为由于子宫切除时仍有活动性出血，故需以最快的速度"钳夹、切断、下移"，直至钳夹至子宫动脉水平以下，然后缝合打结，注意避免损伤输尿管。对子宫切除术后盆腔广泛渗血者，用大纱条填塞压迫止血并积极纠正凝血功能障碍。

3.补充血容量纠正休克

产妇可因出血量多，血容量急剧下降发生低血容量性休克。在针对病因加强宫缩和止血的同时，应积极纠正休克。建立有效静脉通道，监测中心静脉压、血气、尿量，补充晶体平衡液及血液、新鲜冰冻血浆等，有效扩容纠正低血容量性休克。对于难治性休克，在补足血容量后可给予血管活性药物升压。另外，可短期大量使用肾上腺皮质激素，有利于休克的纠正。在积极抢救，治疗病因之后，达到以下状况时，可以认为休克纠正良好：出血停止；收缩压＞90mmHg；中心静脉压回升至正常；脉压＞30mmHg；脉搏每分钟＜100次；尿量＞30mL/h；血气分析恢复正常；一般情况良好，皮肤温暖、红润、静脉充盈、脉搏有力。

4.预防多器官功能障碍

严重的宫缩乏力性产后出血可发生凝血功能障碍，并发DIC，继而发生多脏器功能衰竭。休克和多脏器功能衰竭是产后出血的主要死因，因此治疗宫缩乏力性产后出血时需注意主要脏器的功能保护。明显的器官功能障碍应当采用适当的人工辅助装置，如血液透析、人工心肺机等。

5. 预防感染

产妇由于大量出血而机体抵抗力降低，且抢救过程中难以做到完全无菌操作，因此，有效止血和控制病情同时还需应用足量的抗生素预防感染。

（五）预防

重视产前保健、积极治疗引起产后宫缩乏力的疾病、正确处理产程、加强产后观察，可有效降低宫缩乏力性产后出血的发生率。

（1）加强孕期保健，定期产检，发现有引起宫缩乏力性产后出血的高危因素及时入院诊治。

（2）积极预防和治疗产科并发症及妊娠合并症。

（3）正确处理产程，重视产妇休息及饮食，防止疲劳及产程延长；合理使用宫缩药及镇静药；对孕妇进行精神疏导，减少精神紧张情绪。对有发生宫缩乏力性产后出血可能者适时给予宫缩药加强宫缩。

（4）加强产后观察，产后产妇应在产房中观察 2 小时，仔细观察产妇的生命体征、宫缩及阴道出血情况，发生异常及时处理。离开产房前鼓励产妇排空膀胱，鼓励产妇与新生儿早接触、早吸吮，能反射性引起子宫收缩，减少出血量。

二、胎盘因素所致出血

（一）概述

胎盘因素是导致产后出血的第二大原因，仅次于子宫收缩乏力，文献报道占产后出血总数的 7% ~ 24%。近年来由于剖宫产及宫腔操作增加，胎盘因素所致产后出血的比例有明显上升趋势，成为严重产后出血且必须切除子宫的最常见原因。其主要包括胎盘剥离不全、胎盘剥离后滞留、胎盘嵌顿、胎盘粘连、胎盘植入、胎盘和（或）胎膜残留及前置胎盘等。

（二）分类

1. 胎盘剥离不全

胎盘剥离不全多见于宫缩乏力或第三产程处理不当，如胎盘未剥离而过早牵拉脐带或刺激子宫，使胎盘部分自宫壁剥离影响宫缩，剥离面血窦开放引起出血不止。

2.胎盘剥离后滞留

胎盘剥离后滞留多由宫缩乏力或膀胱充盈等因素影响胎盘下降，胎盘从宫壁完全剥离后未能排出而潴留在宫腔内影响子宫收缩。

3.胎盘嵌顿

由于使用宫缩药不当或第三产程过早及粗暴按摩子宫等，引起宫颈内口附近子宫肌呈痉挛性收缩，形成狭窄环，使已全部剥离的胎盘嵌顿于宫腔内，影响子宫收缩致出血。

4.胎盘粘连

在引起产后出血的胎盘因素中胎盘粘连最常见，胎儿娩出后胎盘全部或部分粘连于子宫壁上，不能自行剥离，称为胎盘粘连，易引起产后出血。胎盘粘连包括所有胎盘小叶的异常粘连（全部胎盘粘连），累及几个胎盘小叶（部分胎盘粘连），或累及1个胎盘小叶（灶性胎盘粘连）。

5.胎盘植入

胎盘植入指胎盘绒毛因子宫蜕膜发育不良等原因而植入子宫肌层，临床上较少见。根据胎盘植入面积又可分为完全性与部分性两类。其发生与既往有过子宫内膜损伤及感染有关，绒毛可侵入深肌层达浆膜层甚至穿透浆膜层形成穿透性胎盘，可引起子宫自发破裂。

6.胎盘小叶、副胎盘和（或）胎膜残留

部分胎盘小叶、副胎盘或部分胎膜残留于宫腔内，影响子宫收缩而出血。常因过早牵拉脐带、过早用力揉挤子宫所致。

7.胎盘剥离出血活跃

胎盘剥离过程中出血过多。

8.胎盘早剥

子宫卒中子宫肌纤维水肿弹性下降，易引起宫缩乏力而致产后出血。

9.前置胎盘

在引起剖宫产产后出血的胎盘因素中，最常见的即前置胎盘。前置胎盘易并发产后出血原因主要有以下3点：首先在胎盘前置时，胎盘附着于子宫下段或覆盖于子宫颈中，其附着部位肌肉薄弱或缺乏，胎盘剥离后，不能有效收缩关闭血管，从而导致出血不止，引起产后出血；其次前置胎盘易发生胎盘粘连及植入肌层，胎盘剥离时出血较多；最后是当胎盘附着于子宫前壁时，切开子宫很容易损伤胎盘而出血。

（三）高危因素

在蜕膜形成缺陷的情况下胎盘粘连比较常见，许多临床资料显示发生胎盘粘连、植入、滞留、前置胎盘与多胎、多产、炎症、化学药物刺激、机械损伤等因素造成子宫内膜损伤有密切关系。随着人工流产次数的增多，胎盘因素所引起的产后出血也逐渐增多，多次吸宫或刮宫过深损伤子宫内膜及其浅肌层可造成再次妊娠时子宫蜕膜发育不良，因代偿性扩大胎盘面积或增加覆着深度以摄取足够营养，使胎盘粘连甚至植入发生率增加。另外，子宫内膜面积减少可引起胎盘面积增加或发生异位形成前置胎盘造成产后大出血。部分患者由于人工流产术中无菌技术操作不严或过早性生活引起子宫内膜炎。

（四）临床特点

胎盘因素导致的产后出血一般表现为胎盘娩出前阴道大量出血，常伴有宫缩乏力，子宫不呈球状收缩，宫底上升，脐带不下移。胎盘娩出、宫缩改善后出血停止。出血的特点为间歇性，血色暗红，有凝血块。胎盘小叶或副胎盘残留是在胎儿娩出后胎盘自然娩出，但阴道出血较多，似子宫收缩不良，应仔细检查胎盘是否完整和胎膜近胎盘周围有无血管分支或有无胎盘小叶缺如的粗糙面。完全性胎盘粘连或植入在手取胎盘前往往出血极少或不出血，而在试图娩出胎盘时可出现大量出血，甚至有时牵拉脐带可导致子宫内翻。胎盘嵌顿时在子宫下段可发现狭窄环。胎盘嵌顿引起的产后出血比较隐匿，出血量与血流动力学的改变不相符。

B超声像特征：正常产后子宫声像图为子宫体积明显增大，宫壁均匀增厚，内膜显示清晰。单纯胎盘残留与胎盘粘连均表现为宫腔内光点密集及边缘轮廓较清晰的光团，提示胎盘胎膜瘤。胎盘植入则表现为宫腔内见胎盘组织样回声，其与部分子宫肌壁关系密切，局部子宫肌壁明显薄于对侧。

（五）治疗措施

1.胎盘剥离不全及粘连

胎盘剥离不全及粘连绝大多数可徒手剥离取出。手取胎盘的方法为在适当的镇痛或麻醉下一只手在腹壁按压固定宫底，另一只手沿着脐带通过阴道进入子宫。触到胎盘后，即用手掌尺侧进入胎盘边缘与宫壁之间逐步将胎盘与子宫分离，部分残留用手不能取出者，用大号刮匙刮取残留物，最好在 B 超引导下刮宫。若徒手剥离胎盘时，手感分不清附着界限则切忌以手指用力分离胎盘，因很可能是完全性胎盘粘连或胎盘植入。

2.完全性胎盘粘连

完全性胎盘粘连或胎盘植入以子宫切除为宜。若出血不多需保留子宫者可非手术治疗，子宫动脉栓塞术或药物（甲氨蝶呤或米非司酮）治疗都有较好效果。

（1）药物治疗

①米非司酮：是一种受体水平抗孕激素药物，它能抑制滋养细胞增殖，诱导和促进其凋亡，能引起胎盘绒毛膜滋养层细胞周期动力学发生明显变化，阻断细胞周期的运转，从而抑制滋养层细胞的增殖过程，引起蜕膜和绒毛组织的变性。用法为米非司酮 50mg 口服，每天 3 次，共服用 12 天。

② MTX：MTX 用法 10mg 肌内注射，每天 1 次，共 7 天；或 MTX1mg/kg 单次肌内注射。如血 β-HCG 下降不满意 1 周后可重复 1 次用药。

③中药治疗：生化汤主要成分有当归 8g，川芎 3g，桃仁 6g，炙甘草 5g，蒲黄 5g，红花 6g，益母草 9g，泽兰 3g，炮姜 6g，南山植 6g，五灵脂 6g，水煎服，每日 1 剂，每天 2 次，5 天为 1 个疗程。

（2）盆腔血管栓塞术由经验丰富的放射介入医师进行，其栓塞成功率可达95%。对还有生育要求的产妇，可避免子宫切除。介入栓塞的方法是局部麻醉下将一导管置入腹主动脉内，应用荧光显影技术确定出血血管，并放入可吸收的明胶海绵栓塞出血血管，达到止血目的。若出血部位不明确，可将明胶海绵置入髂内血管。此法对多数宫腔出血有效。

3.胎盘剥离后滞留

首先导尿排空膀胱，用一只手按摩宫底使子宫收缩，另一只手轻轻牵拉脐带协助胎盘娩出。

4. 胎盘嵌顿

在子宫狭窄环以上者，可使用静脉全身麻醉下，待子宫狭窄环松解后，用手取出胎盘当无困难。

5. 胎盘剥离出血活跃

胎盘剥离过程中出现阴道大量出血需立即徒手剥离胎盘娩出，并给予按摩子宫及应用宫缩药。

6. 前置胎盘剥离面出血

前置胎盘剥离面出血者，可"8"字缝合剥离面止血。或用垂体后叶素6U稀释于20mL生理盐水中，于子宫内膜下多点注射，显效快，可重复使用，无明显不良反应。B-lynch缝合术也是治疗前置胎盘产后出血较好的非手术治疗手段。胎盘早剥子宫卒中并有凝血功能障碍者，要输新鲜血浆，补充凝血因子。Fg < 1.5g/L时，输纤维蛋白原，输2 ~ 4g，可升高1g/L，BPC < 50×10^9/L，输BPC悬液。

7. 宫腔填塞术

前置胎盘或胎盘粘连所导致的产后出血，填塞可以控制出血。宫腔填塞主要有两类方法，填塞球囊或填塞纱布。可供填塞的球囊有专为宫腔填塞而设计的，能更好地适应宫腔形状，如Bakri紧急填塞球囊导管；原用于其他部位止血的球囊，但并不十分适合宫腔形状，如森-布管、Rusch泌尿外科静压球囊导管；利用产房现有条件的自制球囊，如手套或避孕套。宫腔填塞纱布是一种传统的方法，其缺点是不易填紧，且因纱布吸血而发生隐匿性出血，建议统一使用规格为10cm×460cm长的纱布，所填入纱布应于24小时内取出，宫腔填塞期间须给予抗生素预防感染；取出纱条前应先使用缩宫素，促进子宫收缩，减少出血。

（六）预防措施

加强婚前宣教，做好计划生育，减少非意愿妊娠，减少人工流产次数，以降低产后出血的发生率。为了预防产后出血，重视第三产程的观察和处理，胎儿娩出后配合手法按摩子宫，正确及时使用缩宫药物，以利胎盘剥离排出，密切观察出血量，仔细检查胎盘、胎膜娩出是否完整，胎膜边缘有无断裂的血管残痕，如有，应在当时取出。胎盘未娩出前有较多阴道出血或胎儿娩出后10分钟未见胎盘自然剥离征象时，要及时实施宫腔探查及人工剥离胎盘术，可以减少产后出血。有文献报道第三产程用米索前列腺醇 400μg+ 生理盐水 5mL 灌肠，能减少产后出血量。

对于前置胎盘者，尤其是中央性及部分性前置胎盘，需做好产后出血抢救的各项准备工作，应由有经验的高年资医师上台参与手术，手术者术前要亲自参与 B 超检查，了解胎盘的位置及胎盘下缘与子宫颈内口的关系，选择合适的手术切口，从而有效降低产后出血的发生率，术中要仔细检查子宫颈内口是否有活动性出血，因为有可能发生阴道出血但宫腔无出血而掩盖了出血现象。

三、凝血功能障碍

凝血功能障碍指任何原发或继发的凝血功能异常，均能导致产后出血。其抢救失败，是导致孕产妇死亡的主要原因。

（一）病因与发病机制

特发性血小板减少性紫癜、再生障碍性贫血、白血病、血友病、维生素 K 缺乏症、人工心脏瓣膜置换术后抗凝治疗、严重肝病等产科合并症可引起原发性凝血功能异常。胎盘早剥、死胎、羊水栓塞、重度子痫前期、子痫、HELLP 综合征等产科并发症，均可引起弥散性血管内凝血（DIC）而导致继发性凝血功能障碍。

正常凝血功能的维持依赖于凝血与抗凝血、纤溶与抗纤溶、血小板功能和血管内皮细胞功能四大系统的相互协调。正常妊娠时，若出现明显的血管内皮损伤、血小板活化增强、凝血酶原活性增加、高凝状态导致继发性纤溶亢进和抗纤溶活性增强，而这 4 个方面相互影响相互渗透，从而维持正常妊娠处于凝血与抗凝血、纤溶与抗纤溶的动态平衡中，即所谓的生理性高凝状态。当存在产科合并症或并发症时打破了这种平衡而出现凝血功能障碍。其主要机制如下。

（1）血管内皮细胞损伤、激活凝血因子Ⅻ，启动内源性凝血系统。

（2）组织严重破坏使大量组织因子进入血液，启动外源性凝血系统。

创伤性分娩、胎盘早期剥离、死胎等情况下均有严重的组织损伤或坏死，大量促凝物质入血，其中尤以组织凝血活酶（凝血因子Ⅲ，或称组织因子）为多。

（3）促凝物质进入血液。

羊水栓塞时一定量的羊水或其他异物颗粒进入血液可以通过表面接触使因子

Ⅻ活化，从而激活内源性凝血系统。急性胰腺炎时，蛋白酶进入血液能促使凝血酶原变成凝血酶。抗原抗体复合物能激活因子Ⅻ或损伤血小板引起血小板聚集并释放促凝物质（如血小板因子等）。补体的激活在 DIC 的发生发展中也起着重要的作用。

（4）血细胞大量破坏。

正常的中性粒细胞和单核细胞内有促凝物质，在大量内毒素或败血症时中性粒细胞合成并释放组织因子；在急性早幼粒细胞性白血病患者，此类白血病细胞胞质中含有凝血活酶样物质，当白血病细胞大量坏死时，这些物质就大量释放入血，通过外源性凝血系统的启动而引起 DIC。内毒素、免疫复合物、颗粒物质、凝血酶等都可直接损伤血小板，促进它的聚集。微血管内皮细胞的损伤，内皮下胶原的暴露是引起局部血小板黏附、聚集、释放反应的主要原因。血小板发生黏附、释放和聚集后，除有血小板凝集物形成，堵塞微血管外，还能进一步激活血小板的凝血活性，促进 DIC 的形成。

（5）凝血因子合成和代谢异常。

重症肝炎、妊娠脂肪肝、HELLP 综合征等疾病可导致凝血因子在肝的合成障碍，致使凝血因子缺乏，进而导致凝血功能障碍。

（6）血小板的减少。

特发性血小板减少性紫癜和再生障碍性贫血，循环中血小板的减少，是导致凝血功能障碍的主要原因。

（二）临床表现

凝血功能障碍的主要临床表现为出血及出血引起的休克和多器官功能衰竭。出血的发生时间随病因和病情进展情况而异，可在胎盘娩出前，亦可在胎盘娩出后。大多发现时已处于消耗性低凝或继发性纤溶亢进阶段，临床上可出现全身不同部位的出血，最多见的是子宫大量出血或少量持续不断的出血。开始还可见到血凝块，但血块很快又溶解，最后表现为血不凝。此外，常有皮下、静脉穿刺部位，伤口、牙龈、胃肠道出血或血尿。大量出血时呈现面色苍白、脉搏细弱、血压下降等休克的表现，呼吸困难、少尿、无尿、恶心、呕吐、腹部或背部疼痛、发热、黄疸、低血压、意识障碍（严重者发生昏迷）及各种精神神经症状等多器官功能衰竭的表现。

（三）诊断及实验室检查

凝血功能障碍，主要依靠临床表现结合病因及各种实验室检查来确诊。

1. 特发性血小板减少性紫癜

多见于成年女性，主要表现为皮肤黏膜出血。轻者仅有四肢及躯干皮肤的出血点、紫癜及瘀斑、鼻出血、牙龈出血，严重者可出现消化道、生殖道、视网膜及颅内出血。实验室检查，通常血小板 $< 100 \times 10^9/L$，骨髓检查，巨核细胞正常或增多，成熟型血小板减少，血小板相关抗体（PAIg）及血小板相关补体（PAC_3）阳性，血小板生存时间明显缩短。

2. 再生障碍性贫血

主要表现为骨髓造血功能低下，全血细胞减少和贫血、出血、感染综合征。呈现全血细胞减少，正细胞正色素性贫血，网织红细胞百分数 < 0.01，淋巴细胞比例增高。骨髓多部位增生低下，幼粒细胞、幼红细胞、巨核细胞均减少，非造血细胞比例增高，骨髓小粒空虚。

3. 血友病

血友病是一组因遗传性凝血活酶生成障碍引起的出血性疾病。分为血友病 A、血友病 B 及遗传性因子 XI 缺乏症。其中血友病 A 最常见。血友病 A 发病基础是由于 F Ⅷ：C 缺乏，导致内源性途径凝血障碍。血友病 B 是由于缺乏 F Ⅸ，引起内源性途径凝血功能障碍。实验室检查，凝血时间（CT）通常正常或延长，活化部分凝血活酶时间（APTT）延长，简易凝血活酶生成实验（STGT）异常；凝血酶原生成实验（TGT）异常。可通过 TGT 纠正实验、F Ⅷ：C、F Ⅸ 活性及抗原测定进行分型，也可以行基因诊断确诊。

4. 维生素 K 缺乏症

在一般情况下，维生素 K 缺乏症的发生率极低，其和长期摄入不足、吸收障碍、严重肝病及服用维生素 K 拮抗药有关。由于人体内的凝血因子 F Ⅹ、F Ⅸ、F Ⅶ、凝血酶原及其调节蛋白 PC、PS 等的生成，都需要维生素 K 参与。实验室检查，PT 延长、APTT 延长；F Ⅹ、F Ⅸ、F Ⅶ、凝血酶原活性低下。

5. 重度肝病

肝是除 Ca^{2+} 和组织因子外，其他凝血因子合成的场所，重度肝病时，实验室检查多表现为肝损害的一系列生化改变、凝血酶原时间（PT）、APTT 延长和多种凝血因子的异常，甚至出现 DIC。

6. 弥散性血管内凝血

弥散性血管内凝血（DIC）是胎盘早剥、死胎、羊水栓塞、重度子痫前期、HELLP 综合征等产科并发症引起产后出血的共同病理改变。通常血小板 $< 100 \times 10^9/L$ 或进行性下降；血浆纤维蛋白原含量 $< 1.5g/L$ 或进行性下降；3P 实验阳性或血浆 FDP $> 20mg/L$，或 D- 二聚体水平升高或阳性；PT 缩短或延长 3 秒以上，或 APTT 缩短或延长 10 秒以上。

（四）治疗

凝血功能障碍的处理原则为：早期诊断和动态监测，积极处理原发病，同时改善微循环，纠正休克，补充耗损的凝血因子，保护和维持重要脏器的功能。

1. 早期诊断和动态监测

及早诊断和早期合理治疗是提高凝血功能障碍所致产后出血救治成功率的根本保证。临床有凝血功能障碍高发的产科并发症和合并症或发生各种原因所致的产后出血，都应该及时进行相关出凝血指标的测定。同时在治疗过程中动态监测血小板、纤维蛋白原、纤维蛋白降解物、D- 二聚体、PT、APTT、凝血酶时间（TT）的变化，可以监控病情的演变情况指导临床治疗。

2. 积极治疗原发病

病因治疗是首要治疗原则，只有去除诱发因素，才有可能治愈凝血功能障碍所致的产后出血。

3. 纠正休克

出血隐匿时休克症状可能为首发症状：产妇可因出血量多，血容量急剧下降发生低血容量性休克。在针对病因加强宫缩和止血的同时，应积极纠正休克。建立有效静脉通道，监测中心静脉压、血气、尿量，补充晶体平衡液及血液、新鲜冷冻血浆等，有效扩容纠正低血容量性休克。对于难治性休克，在补足血容量后可给予血管活性药物升压。另外，可短期大量使用肾上腺皮质激素，有利于休克的纠正。在积极抢救，治疗病因之后，达到以下状况时，可以认为休克纠正良好：出血停止；收缩压 $> 90mmHg$；中心静脉压回升至正常；脉压 $> 30mmHg$；脉搏每分钟 < 100 次；尿量 $> 30mL/h$；血气分析恢复正常；一般情况良好，皮肤温暖、红润、静脉充盈、脉搏有力。

4.补充凝血因子

各种病因引起的凝血功能障碍中，大都有凝血因子的异常。因此积极补充凝血因子和血小板是治疗的一项重要措施。可通过输注新鲜冷冻血浆、凝血酶原复合物、纤维蛋白原、冷沉淀（含Ⅷ因子和纤维蛋白原）、单采血小板、红细胞等血制品来解决。

（1）血小板：血小板低于（20～50）×10⁹/L或血小板降低出现不可控制的渗血时使用。可输注血小板10U，有效时间为48小时。

（2）新鲜冷冻血浆：是新鲜抗凝全血于6～8小时内分离血浆并快速冷冻，几乎保存了血液中所有的凝血因子、血浆蛋白、纤维蛋白原。使用剂量10～15mL/kg。

（3）冷沉淀：输注冷沉淀主要为纠正纤维蛋白原的缺乏，如纤维蛋白原浓度高于1.5g/L不必输注冷沉淀。冷沉淀常用剂量1～1.5U/10kg。

（4）纤维蛋白原：输入纤维蛋白原1g可提升血液中纤维蛋白原250mg/L（25mg/dL），1次可输入纤维蛋白原2～4g。

（5）凝血酶原复合物，含因子Ⅴ、Ⅶ、Ⅸ、Ⅹ，可输注400～800U/d。

（6）近年研究发现，重组活化凝血因子Ⅶa（rFⅦa）可用于治疗常规处理无效的难治性妇产科出血性疾病，并取得了满意疗效。产后出血患者应用rFⅦa的先决条件如下。

①血液指标。血红蛋白＞70g/L，国际标准化比率（INR）＜1.5，纤维蛋白原≥1g/L，血小板≥50×10⁹/L。

②建议用碳酸氢钠提升血液pH≥7.2（pH≤7.1时，rFⅦa有效性降低）。

③尽可能恢复体温至生理范围。

rFⅦa应用的时机如下。

①无血可输或拒绝输血时。

②在代谢并发症或器官损伤出现之前。

③在子宫切除或侵入性操作前，推荐的用药方案是：初始剂量是40～60μg/kg，静脉注射；初次用药15～30分钟后仍然出血，考虑追加40～60μg/kg的剂量；如果继续有出血，可间隔15～30分钟重复给药3～4次；如果总剂量超过200μg/kg后效果仍然不理想，必须重新检查使用rFⅦa的先决条件，只有实施纠正措施后，才能继续给100μg/kg。

5. 肝素的应用

在 DIC 高凝阶段主张及早应用肝素，禁止在有显著出血倾向或纤溶亢进阶段应用肝素。

6. 抗纤溶药物的应用

在 DIC 患者中，可以在肝素化和补充凝血因子的基础上应用抗纤溶药物，如氨基己酸、氨甲环酸、氨甲苯酸等。

7. 重要脏器功能的维持和保护

凝血功能障碍性产后出血是产后出血处理中最难治的特殊类型，除了按常规的产后出血处理步骤和方法进行外，更要注重原发病因素的去除和 DIC 的纠正，同时要注重重要脏器功能的保护，才能提高抢救的成功率，降低孕产妇死亡率。

四、稀释性凝集病所致的产科出血

（一）概述

稀释性凝集病是指大失血时由于只补充晶体及红细胞导致血小板缺失及可溶性凝集因子的不足，引起的功能性凝集异常。在妊娠期（如胎盘早剥时），更常见于产后期（如子宫收缩乏力性继发性出血），可由于大量汹涌出血，输血、输液不能止血反而造成稀释性凝集病，其原因是储存的血液和红细胞制品缺乏因子Ⅴ、Ⅵ、Ⅺ、血小板和全部可溶血液凝固因子，故严重的出血不输注必要的血液成分止血因子，将会导致低蛋白血症、凝血酶原和凝血激酶时间延长。

（二）临床特点

一般认为，失血时输入不含凝血因子的液体和红细胞达 1 个循环血量时，血浆中凝血因子和血小板浓度会下降至开始值的 37%，在交换 2 个循环血量之后会降低至基础浓度的 14%，便发生稀释性凝集病。在这种情况下第一个下降的凝血因子是纤维蛋白原（FIB），因此，稀释性凝集病的严重程度可以从纤维蛋白原浓度估计，但要除外纤维蛋白原下降的其他原因（如弥散性血管内凝血，DIC）。研究显示，大量输血使凝血酶原标准单位（INR）和部分凝血活酶时间比率（APTT 比率）增高到 1.5 ~ 1.8 时，血浆因子Ⅴ和Ⅷ通常降低到 30% 以下。故有学者将 INR 和 APTT 比率增加到对照值 1.5 ~ 1.8 称为稀释性凝血障碍的诊断和实施治疗干预的临界值。由于对大量输血所致稀释性凝血障碍一直未有一致的诊断标准，目前多以 INR 和 APTT 比率增加到 1.5 ~ 1.8、FIB < 1g/L，同时伴创面出血明显增加作为诊断依据。

如果失血量超过 1 个血容量就可以发生消耗性凝血障碍如 DIC 或稀释性凝集病，但 DIC 并不常见。DIC 的诊断依据是全部凝血参数均明显异常。DIC 可出现低纤维蛋白血症，血小板减少症和部分凝血活酶时间（APTT）、凝血酶原时间（PT）延长。由于 DIC 继发产生纤溶，可以检出纤维蛋白崩解后散落的亚单位——栓溶二聚体（D–Dimers），对 DIC 最特异的试验是 D–Dimers，稀释性凝集病虽也表现血小板减少症，低纤维蛋白血症及 APTT、PT 延长，但 D–Dimers 试验阴性。DIC 的纤维蛋白原降解产物（FDP）比稀释性凝集病高，对 DIC 也较敏感，但不如 D–Dimers 特异。

（三）处理

纠正稀释性凝集病主要是补充新鲜冷冻血浆（FFP）、冷沉蛋白、新鲜血或浓缩血小板。目前临床上最容易得到的是 FFP，当凝血障碍伴 APTT 和 PT 显著延长或 FIB 明显减少时应首选 FFP。因为 FFP 含有生理浓度的所有凝血因子，70kg成人输入 1UFFP（250mL）通常可改善 PT 5% ~ 6% 和 APTT 1%，按 15mL/kg输入 FFP 可使血浆凝血因子活性增加 8% ~ 10%。为了获得和维持临界水平以上的凝血因子，推荐短期内快速输入足够剂量的 FFP 如 5 ~ 20mL/kg。发生稀释性凝集病时第一个下降的凝血因子是纤维蛋白原，如果单独输入 FFP 不足以提供所需纤维蛋白原时应考虑采用浓缩纤维蛋白原 2 ~ 4g，或含有纤维蛋白原、因子Ⅷ和 AvonWillebrand 因子的冷沉淀。在治疗稀释性凝集病的过程中，血细胞比容（Hct）下降会增加出血危险，尤其是有血小板减少症时，因此不要推迟红细胞的输注，有建议稀释性凝血障碍时应设法提高 Hct 到高于 70 ~ 80g/L 的氧供临界水平。多数大出血患者在交换了 2 个血容量之后会出现血小板减少症，故血小板计数如果低于 50×10^9/L，应当输用血小板治疗。输 1 个单位血小板一般可升高血小板（5 ~ 10）× 10^9/L。重组的Ⅶ激活因子（rⅦa，诺七）与组织因子（TF）相互作用能直接激活凝血，产生大量的凝血酶，因为 TF 全部表达在破损血管的内皮，促凝作用不会影响全身循环。因此在严重稀释性凝集病中，应早期给予 rⅦa。

综上所述，妊娠期（如胎盘早剥时）及产后期（如子宫收缩乏力性继发性出血）大量汹涌出血的患者，要防止稀释性凝集病的发生。如果 FIB < 1g/L，INR 和 APTT 比率 > 1.5 ~ 1.8 及创面出血增加，应考虑稀释性凝血障碍。处理首选 FFP，必要时给予 FIB、血小板或其他凝血因子制品。

第十节　异常分娩的预防保健

预防应做好检查工作，异常分娩发生率可以大为减少。胎儿及产道异常，在产前检查时大都可以发现。胎位不正者，应设法纠正；骨盆狭窄者，可根据其狭窄程度，对分娩方式做出初步估计。做好必要的产前解释工作，纠正贫血，改善营养，防治妊娠高血压综合征及其他妊娠并发症等，皆足以增强母儿健康，以利于妊娠分娩的正常进行。

首先要使产妇了解妊娠及分娩是正常生理过程，增强其对分娩的信心，消除不必要的思想顾虑和恐惧心理，调动其主观能动性，关心孕妇的饮食、休息及大小便，避免过早过多地使用镇静药物。

对已出现子宫收缩乏力者，要严密观察，认真分析，及时处理。有胎位异常的应尽早纠正。保胎时不过多使用孕激素。子宫有疾病者应在孕前治好后再妊娠。

产妇过度忧虑恐惧也是造成异常分娩的常见原因，所以要想顺利分娩，产妇一定要放松心态，另外一定要进行产前检查，产前检查是顺利分娩的保障之一。

产程进展过程中应严密观察，时刻注意母子情况，子宫收缩强弱，胎头下降情况及子宫扩张速度等。针灸无效的病例，多为胎儿本身的因素（如胎儿过大，脐带缠颈等）或产道因素（如骨盆偏狭等）。应该立即采取其他措施，包括行剖宫产等。

第四章　儿童常见症状和体征鉴别

第一节　发　热

体温升高是小儿疾病时常见的一种临床表现。正常小儿的肛温在 36.9 ～ 37.5℃，舌下温度较肛温低 0.3 ～ 0.5℃，腋下温度为 36 ～ 37℃。不同个体的正常体温虽稍有差异，但一般认为体温超过其基础体温 1℃ 以上时，则认为是"发热"。根据发热温度分为：低热，37.4 ～ 38.0℃；中度热，38.1 ～ 39.0℃；高热，39.0 ～ 41.0℃；超高热，高于 41.0℃。

一、病因

引起发热的病因可分为感染性和非感染性两大类，儿童以前者多见。

（一）感染性发热

由各种病原体，如细菌、病毒、肺炎支原体、立克次体、螺旋体、真菌、原虫、寄生虫所引起的感染，均可导致发热。

（二）非感染性发热

（1）恶性肿瘤（包括白血病）。

（2）结缔组织病，如风湿热、幼年型类风湿关节炎、川崎病等。

（3）内分泌疾病，如甲状腺功能亢进症。

（4）由于应用药物或血清制品引起的发热。

（5）大手术后由组织损伤、内出血、大血肿等导致分解产物增加而引起的发热。

（6）散热障碍，如广泛性皮炎、鱼鳞病、先天性外胚层发育不良或大面积烫烧伤造成的汗腺缺乏，严重失水、失血等。

（7）癫痫大发作，使产热增多。

（8）中枢性发热，如大脑发育不全、脑出血等使体温调节中枢受损引起发热，以及暑热症等。

二、诊断要点

第一，详细询问病史。其包括年龄、发热规律和热型、发热持续时间、居住条件、居住地区的疾病（如疟疾、血吸虫病、钩端螺旋体病、伤寒等传染病）流行情况；有无提示系统性疾病的症状，如咳嗽、气促、腹泻、腹痛、尿频、尿急、尿痛等；有无结核病接触史、动物接触史；详细询问预防接种史。

第二，仔细观察热型的特点。

第三，进行全面体格检查。对全身各系统都应仔细检查，还要注意有无淋巴结肿大、肝脾大、皮疹和贫血等。

第四，进行实验室及其他特殊检查。对急性发热的患儿应常规查血、尿常规，必要时胸部 X 线摄片。对较长期发热的患儿，可选择必要的实验室检查或其他特殊检查（表 4-1）。

表 4-1 长期发热鉴别诊断时的临床检查项目

常规检查	选择检查
血、尿、粪常规检查	细菌涂片镜检、培养
红细胞沉降率	脑脊液常规检查、培养
CRP、ASO、RF	骨髓穿刺、涂片及培养
血清蛋白电泳	其他穿刺液的常规检查涂片、培养
AST、ALT、LDH	血清抗体检查
胸部 X 线摄片	免疫补体系统检查
血压测定	血清电解质、肝肾功能测定
血培养＋药物敏感试验	心电图
	X 线检查（必要部位）
	B 超检查
	CT 检查
	MRI 检查

CRP，C 反应蛋白；ASO，抗链球菌溶血素 O；RF，类风湿因子；LDH，乳酸脱氢酶

三、鉴别诊断

发热可由患儿年龄、热型、体温曲线、持续天数、所伴有的症状和（或）体征结合临床检查结果予以鉴别诊断，明确发热病因（表4-2～表4-6）。

表4-2　由患儿年龄鉴别发热病因

婴儿期	幼儿期	学龄期
上呼吸道感染综合征	上呼吸道感染综合征	上呼吸道感染综合征
急性呼吸道感染	急性呼吸道感染	急性胃肠炎
肠道感染	急性胃肠炎	沙门菌感染
幼儿急疹	中耳炎	尿路感染
中耳炎	尿路感染	其他急性感染
尿路感染	沙门菌感染	结核
败血症、骨髓炎	其他急性感染（如手足口病）	恶性肿瘤（包括白血病）
化脓性脑膜炎	结核病	结缔组织病
其他急性感染症	肝炎	内分泌疾病（如甲状腺功能亢进症）
川崎病	川崎病	体质性高体温症
结核病	恶性肿瘤（包括白血病）	
脱水热		
中枢性发热		
暑热症		
免疫不全综合征		

★川崎病又称皮肤－黏膜－淋巴结综合征（MCLS）

表4-3　由热型鉴别发热病因

热　型	体温曲线	常见疾病
稽留热	持续于39～40℃，达数日或数周，24小时波动范围不超过1℃	肺炎链球菌性肺炎、伤寒、斑疹伤寒
弛张热	体温在39℃以上，但波动幅度大，24小时内体温差达2℃以上，最低时一般仍高于正常水平	败血病、风湿热、重症肺结核、化脓性炎症，恶性肿瘤（包括白血病）
间歇热	高热期与无热期交替出现，体温波动幅度可达数度，无热期（间歇期）可持续1日或数日，反复发作	疟疾、急性肾盂肾炎，自身免疫性疾病

热　型	体温曲线	常见疾病
回归热	骤然升至39℃以上，持续数日后又骤然下降至正常水平，高热期与无热期各持续若干日后，即有规律地交替1次	回归热、霍奇金病、周期热
波状热	逐渐升高达39℃或以上，数日后逐渐下降至正常水平，数日后再逐渐升高，如此反复多次	布氏菌病
不规则热	无一定规律	结核病、风湿热、支气管肺炎、渗出性胸膜炎、感染性心内膜炎

表4-4　由发热持续时间鉴别发热病因

3～4日	5～6日	7日以上
上呼吸道感染综合征	上呼吸道感染综合征	下呼吸道感染
幼儿急疹	中耳炎	败血症、骨髓炎
肠道感染症	尿路感染	尿路感染
中耳炎	沙门菌感染	沙门菌感染
尿路感染	化脓性脑膜炎	结核病
化脓性脑膜炎	其他感染症	传染性单核细胞增多症
败血症	川崎病	其他感染症
其他急性感染		川崎病
川崎病		结缔组织病
脱水热		恶性肿瘤（包括白血病）
		中枢神经系统功能障碍
		药物热
		免疫不全综合征
		感染后发热
		体质性发热
		心理性发热
		不明原因发热

表 4-5　由发热所伴随的症状鉴别发热病因

疾病症状	发热病因
呼吸系统症状	呼吸道感染、中耳炎、鼻窦炎、咽后壁脓肿、免疫不全综合征
消化系统症状	肠道感染、口腔炎、脑膜炎、病毒性肝炎、阑尾炎、急性腹膜炎、急性胰腺炎、恶性肿瘤、脱水热
泌尿系统症状	尿路感染
神经系统症状	脑膜炎、脑炎、中枢神经功能障碍、自主神经功能异常、脱水热、精神性发热
皮肤症状	幼儿急疹、猩红热、病毒性感染（如手足口病）、沙门菌感染、败血症、风湿热、少年型类风湿关节炎、全身性红斑狼疮、川崎病、免疫不全综合征
循环系统症状	细菌性心内膜炎、心肌炎、风湿热、少年型类风湿关节炎、川崎病
淋巴结肿大	扁桃体炎、风疹、腮腺炎、传染性单核细胞增多症、结核病、少年型类风湿关节炎、川崎病、恶性肿瘤（包括白血病）
肝脾大	败血症、沙门菌感染结核、传染性单核细胞增多症、恶性肿瘤、白血病
贫血	恶性肿瘤（包括白血病）、溶血性贫血
肌肉、关节症状	化脓性关节炎、败血症、骨髓炎、肌炎、病毒性感染症、风湿热、少年型类风湿关节炎、恶性肿瘤（包括白血病）、所谓"生长热"

表 4-6　由临床检查鉴别发热病因

检查项目	病因
白细胞计数增加	细菌感染
白细胞计数降低	病毒感染、沙门菌感染、结缔组织病、粒细胞减少症
嗜酸性粒细胞计数增加	寄生虫病、药物过敏、结核病、白血病、结缔组织病
淋巴细胞比例增高	病毒性感染、恶性肿瘤（包括白血病）
贫血相关检查提示贫血	恶性肿瘤、慢性感染
红细胞沉降率增加、CRP（＋）	感染、风湿病、恶性肿瘤、川崎病
红细胞沉降率增加、CRP（－）	感染恢复期
ASO 升高、CRP（＋）	链球菌感染
RF（－h）	风湿病、肝疾病、结核病、恶性肿瘤
血清蛋白电泳 γ 球蛋白	风湿病、慢性感染、恶性肿瘤、肝疾病
ALT、AST、LDH	肝疾病、肌炎、恶性肿瘤
血培养（＋）	败血症、骨髓炎

续表

检查项目	病　因
尿沉渣白细胞计数	尿路感染
脑脊液蛋白、细胞数增加	脑膜炎
胸部 X 线片阳性征象	肺炎、肺结核
骨髓穿刺提示恶性肿瘤骨髓象	恶性肿瘤（包括白血病）
鼓膜充血	中耳炎

第二节　哭　闹

哭闹是婴儿对体内或体外刺激不适的一种反应，也就是婴儿表达要求和痛苦的一种方式。

一、病因

哭闹可分为非病理性和病理性两类。

（一）非病理性哭闹

非病理性哭闹时哭声有力，除哭闹外无其他异常表现。主要原因为饥饿、口渴、鼻塞、哺乳不当致使咽下气体过多、欲排大小便等；亦可因过冷、过热、尿布潮湿、衣服过紧、被褥过量、光线过强、痛、痒、虫叮咬等所致；也可能是由于婴儿尚未建立正常生活规律，白天睡眠过多，而夜间啼哭不眠的夜啼哭。

（二）病理性哭闹

病理性哭闹指因各种疾病所引起的哭闹，以腹痛、耳痛、头痛、口腔痛最为常见。病理性哭闹在发生前期常有烦躁不安的表现，啼哭常较剧烈，而且是持续性的（表4-7）。

表4-7　病理性哭闹的常见病因

部位及类别	常见疾病
头、面部疾病	颅骨骨折、硬脑膜下血肿、角膜擦伤、中耳炎、外耳道疖肿、口腔炎或口腔溃疡等
神经系统疾病	脑炎、脑膜炎、颅内出血等
心血管疾病	心功能不全、心动过速或心律失常等
胃肠道疾病	胃肠道积气、肠道感染或功能紊乱、肠套叠、嵌顿性疝、肛裂等
泌尿系统疾病	泌尿道感染、睾丸扭转、尿路结石等
骨骼、关节损伤	骨折、关节脱位等
肠寄生虫病	蛔虫病、蛲虫病等
药物中毒	误服药品或药物过量造成的中毒
其他	眼、咽、喉部、鼻腔、外耳道或阴道异物，新生儿甲状腺功能亢进症，婴儿脚气病、高钙血症等

二、诊断

（一）注意发病情况

注意发病情况如发病年龄，起病缓急，发生哭闹的时间和环境，哭声的高低、强弱、发作特点（持续或反复发作或持续加阵发），哭闹前、中及停后的表现。

（二）体格检查

体格检查要注意面色，神态，体表及口腔、耳、鼻和咽喉部等有无炎症、损伤和异物；囟门有无膨隆；心肺有无异常。更应仔细检查腹部体征，既要耐心又要细心地等待患儿安静时抓紧检查。若因患儿哭闹一时检查不够满意，必须待患儿安静后再次检查。尤其要注意有无腹部包块、嵌顿疝、明显压痛点，必要时做直肠指检。此外，还应认真检查神经系统体征。

（三）实验室及其他检查

实验室及其他检查包括血、尿、粪常规检查；胸部、腹部B超、肠道造影检查等。必要时进行头颅CT或磁共振检查。

第三节　食欲不良和偏食

一、食欲不良

婴幼儿食量是由身体生长发育和玩耍所消耗的能量所决定，出现胃口变化属正常情况。在出生第一年，婴儿处于快速生长阶段，此后生长速度会逐渐减慢，可能会出现食欲下降。如果婴幼儿身体健康，体重增长和精力状态正常，只是对吃饭没兴趣，可能是因为生长速度变慢导致的正常饮食变化。

应对方法如下。

第一，科学应对辅食过渡期。婴儿正处于正常的固体食物过渡期，可能会拒绝固体食物。家长应有耐心，继续母乳喂养或人工喂养。据研究，婴儿接受一种新的食物，通常要尝试 7～8 次，而幼儿需要 10～14 次。当婴幼儿拒绝一种新的食物时，家长要有充分的耐心，反复尝试。

第二，提供的食物应适量。为不同年龄段的婴幼儿提供多种适量的、合适的食物，并只在婴幼儿要求下才增加食物量。

第三，安排零食应定点。家长应为婴幼儿准备规律的三餐和合适的零食，注意零食的摄入不应影响到正餐饮食。

第四，让婴幼儿主动参与进食。7～9 月龄婴儿可抓食，1 岁后可自己用勺进食，既可增加婴幼儿进食兴趣，又有利于眼手动作协调和培养独立能力。

第五，如果婴幼儿有以下表现应及时就医。

①超过 1 周明显没有食欲。

②拒绝喝水。

③持续 3～4 个月体重减轻或没有增长。

二、挑食、偏食

婴幼儿挑食、偏食是常见的不良饮食习惯。如果长期挑食、偏食，可能会造成营养摄入不均衡，发育迟缓或肥胖，免疫力下降，甚至会影响婴幼儿的智力发育。

针对婴幼儿偏食、挑食，中国营养学会建议：

第一，由于婴幼儿自主性的萌发，对食物可能表现出不同的喜好，出现一时性偏食或挑食，此时需要家长适时、正确地加以引导和纠正，以免形成挑食、偏食的不良习惯。

第二，家长良好的饮食行为对婴幼儿具有重要影响，因此要以身作则，与婴幼儿一起进食，能帮助婴幼儿从小养成不挑食、不偏食的良好习惯。

第三，鼓励婴幼儿选择多种健康食物，对于婴幼儿不喜欢吃的食物，可以通过改变烹饪方法或碗具等方式来增加婴幼儿的进食兴趣，也可以采用重复小分量供应，鼓励尝试并及时给予表扬。不可强迫喂食。

第四，增加活动量，尤其是让婴幼儿参加喜欢的运动或游戏项目，促进肌肉锻炼，增加能量消耗，提高食欲，增加进食量。

第五，避免以食物作为奖励或惩罚。

第四节　腹　痛

腹痛是小儿常见症状之一，引起腹痛的原因很多，因幼儿多数不能准确地表达疼痛的感觉、性质及部位，常仅能以哭闹来表示，造成诊断困难。

一、病因

（一）急性腹痛

1. 婴儿期

（1）多见的病因：如肠绞痛、急性胃肠炎。

（2）常见的病因：如牛乳蛋白过敏症、肠套叠、急性阑尾炎、肠管闭锁或狭窄（多见于小肠）、裂孔疝、睾丸或卵巢扭转、肠扭转、外伤等。

（3）较少见的病因：如消化性溃疡、中毒（铅、铁）、肿瘤等。

2. 幼儿期及学龄前期

（1）常见的病因：如急性胃肠炎、肠道寄生虫病、肾盂肾炎、外伤、急性阑尾炎、Meckel 憩室等。

（2）较常见的病因：如肺炎、风湿热、中毒、急性或慢性胰腺炎、胆囊炎、肝炎等。

（3）少见的病因：如肝脓肿、肿瘤、结核病（腹腔或肠道）等。

3. 学龄期（6～14岁）

（1）常见的病因：如急性胃肠炎、外伤、肾盂肾炎、急性阑尾炎、肠寄生虫病等。

（2）较常见的病因：如肠道炎症性疾病、消化性溃疡、肺炎、风湿热、胆囊炎、中毒等。

（3）少见的病因：如结缔组织病、盆腔内炎症性疾病等。

（二）反复性腹痛

1. 腹部疾病

（1）消化道疾病：见于胃或十二指肠溃疡、溃疡性结肠炎、慢性便秘、过敏性紫癜、结核病、肠套叠、肿瘤等。

（2）肾、尿路疾病：如肾盂肾炎、肾积水、尿路结石等。

2. 腹外疾病

腹外疾病如癫痫、风湿病、心源性腹痛。

二、诊断

应注意发病年龄，并详细询问腹痛发作情况、性质、部位和伴发症状（如呕吐、便秘、便血、皮疹、尿痛、血尿、咳嗽及大便性状等）。由于引起腹痛的病因不一定在腹部，故应做全面体检。腹部体检时尤应注意触诊（表4-8）。

表 4-8　腹痛的腹部触诊要点

体征	触诊要点
腹部柔软度	部位、抵抗、紧张度及反跳痛
包块	部位、形状、数量、大小、硬度、压痛、表面光滑度、波动感、移动性
腹部胀满	是全腹还是局部，有无波动感及包块
腹部脏器	肝、脾、肾的位置、大小、硬度，有无膀胱尿潴留
腹股沟部包块	疝、精索水肿
压痛	最后检查，注意部位、最痛点及其他处压痛点，压痛与包块的关系，由于体位改变所致压痛的变化

三、鉴别诊断

鉴别诊断要点如表 4-9、表 4-10。

表 4-9　2 岁以下小儿急性腹痛的鉴别

病　名	症　状	腹部检查	检查要点
肠套叠	呕吐，间歇性哭闹，哭闹时面色苍白	右季肋下触及可动性、压痛性包块	黏液状血便，空气灌肠 X 线检查可确诊
急性阑尾炎穿孔	发热，呕吐，腹部胀满	腹肌强直、全腹压痛，肠鸣音消失	末梢血白细胞增多
腹股沟疝嵌顿	呕吐，啼哭	腹股沟部包块	

表 4-10　小儿急性腹痛的鉴别

病　名	症　状	腹部检查	其他检查
急性阑尾炎	上腹痛转移至右下腹痛，呕吐，有时发热	麦氏点压痛、反跳痛、肌紧张	血常规显示白细胞增多
胃、十二指肠溃疡	有时上腹痛，有时呕血、便血	上腹部压痛点，穿孔时上腹部胀满	粪便隐血试验阳性，缺铁性贫血，消化道钡餐造影及消化内镜检查阳性，穿孔时膈下游离气体
细菌性胃肠炎	发热、呕吐、腹痛、腹泻	沿结肠压痛	粪便中查见脓血，粪便培养阳性
急性肠系膜淋巴结炎	常有呼吸道感染，腹痛在右下腹、脐周，偶有呕吐、腹泻	无腹肌紧张，压痛部位不固定，反跳痛不明显	常有末梢血白细胞增多

续表

病　名	症　状	腹部检查	其他检查
蛔虫性肠梗阻	腹痛、呕吐、便秘，持续腹痛、阵发加剧	腹部多柔软，可触及条索状团块，多位于脐周，一般无压痛	腹部X线检查可见部分性肠梗阻
胆道蛔虫症	有肠道蛔虫病史，右上腹痛，甚至可吐出蛔虫及胆汁	右上腹有局限性压痛，上腹部轻度肌紧张	粪便蛔虫卵阳性
急性胆囊炎	较少见，起病急，伴恶心、呕吐	右上腹压痛、肌紧张	末梢血白细胞增多
胆石症	发热、腹胀，腹痛以右上腹为主		
急性肝炎	发热、食欲缺乏、恶心、呕吐，部分可有黄疸	肝大	ALT、LDH升高，甲型肝炎TTT★、IgM升高，乙型肝炎HBsAg阳性
尿路感染	伴发热、呕吐等症状，2岁以下男童多，年长儿女童多，并有膀胱刺激征尿频、尿急	腹部无定位体征	尿检白细胞增多，尿培养阳性，菌落数＞1×105/mL
尿路结石	输尿管结石有绞痛，肾盂结石为钝痛或无痛，膀胱结石有膀胱刺激征，尿道结石除排尿困难外常有血尿	肾区肌紧张及压痛	尿检查有血尿，部分病例X线摄片可见结石阴影，静脉肾盂造影可确诊
过敏性紫癜	腹部剧痛、血便，皮肤尤其四肢末端及臀部对称性紫癜	腹部无定位压痛	血便，出凝血时间及血小板正常
急性胰腺炎	上、中腹部剧痛，恶心、呕吐、发热	上腹、脐周压痛及肌紧张	血、尿中淀粉酶上升

★TTT：麝香草酚浊度试验（TTT），急性肝炎的诊断指标，升高表示肝实质损害

第五节 腹 泻

婴幼儿腹泻病，是一组由多病原、多因素引起的以腹泻为主要临床表现的消化道疾病。近年来本病发病率及病死率已明显降低，但仍是婴幼儿的重要常见病和死亡病因。2岁以下多见，约半数为1岁以内。

一、病因

（一）易感因素

（1）婴幼儿期生长发育快，所需营养物质相对较多，胃肠道负担重，经常处于紧张的工作状态，易发生消化功能紊乱。

（2）消化系统发育不成熟，胃酸和消化酶分泌少，消化酶活性低，对食物质和量的变化耐受力差；胃内酸度低，胃排空较快，对进入胃内的细菌杀灭能力弱。

（3）血清免疫球蛋白（尤以 IgM 和 IgA）和肠道分泌型 IgA 均较低。

（4）正常肠道菌群对入侵的病原体有拮抗作用，而新生儿正常肠道菌群尚未建立，或因使用抗生素等引起肠道菌群失调，易患肠道感染。

（5）人工喂养。母乳中含有大量体液因子（SIgA、乳铁蛋白）、巨噬细胞和粒细胞、溶菌酶、溶酶体，有很强的抗肠道感染作用。家畜乳中虽有某些上述成分，但在加热过程中被破坏，而且人工喂养的食物和食具极易受污染，故人工喂养儿肠道感染发生率明显高于母乳喂养儿。

（二）感染因素

1.肠道内感染

肠道内感染可由病毒、细菌、真菌、寄生虫引起，以前两者多见，尤其是病毒。

（1）病毒感染：人类轮状病毒是婴幼儿秋冬季腹泻的最常见的病原；诺沃克病毒多侵犯儿童及成人；其他如埃可病毒、柯萨奇病毒、腺病毒、冠状病毒等都可引起肠道内感染。

（2）细菌感染（不包括法定传染病）。

①大肠埃希菌。

致病性大肠埃希菌：近年来由此菌引起的肠炎已较少见，但仍可在新生儿时流行。

产毒性大肠埃希菌：是较常见的引起肠炎的病原。

出血性大肠埃希菌：可产生与志贺菌相似的肠毒素而致病。

侵袭性大肠埃希菌：可侵入结肠黏膜引起细菌性痢疾样病变和临床症状。

黏附－集聚性大肠埃希菌：黏附于下段小肠和结肠黏膜而致病。

②空肠弯曲菌：又名螺旋菌或螺杆菌，是肠炎的重要病原菌，可侵入空肠、回肠、结肠。有些菌株可产生肠毒素。

③耶尔森菌：为引起肠炎较常见的致病菌。

④其他细菌和真菌：鼠伤寒杆菌、变形杆菌、铜绿假单胞菌和克雷伯杆菌等有时可引起腹泻，在新生儿较易发病。长期应用广谱抗生素引起肠道菌群失调，可诱发白念珠菌、金黄色葡萄球菌、难辨梭状芽孢杆菌、变形杆菌、铜绿假单胞菌等引起的肠炎。长期用肾上腺皮质激素使机体免疫功能下降，易发生白念珠菌或其他条件致病菌肠炎。

（3）寄生虫感染：如梨形鞭毛虫、结肠小袋虫等。

2. 肠道外感染

患中耳炎、上呼吸道感染、肺炎、肾盂肾炎、皮肤感染、急性传染病等可出现腹泻。肠道外感染的某些病原体（主要是病毒）也可同时感染肠道引起腹泻。

（三）非感染因素

1. 饮食因素

（1）喂养不当可引起腹泻，多为人工喂养儿。

（2）过敏性腹泻，如对牛奶或大豆过敏而引起腹泻。

（3）原发性或继发性双糖酶（主要为乳糖酶）缺乏或活性降低，肠道对糖的消化吸收不良而引起腹泻。

2.气候因素

腹部受凉使肠蠕动增加，天气过热使消化液分泌减少，而由于口渴、吃奶过多，增加消化道负担而致腹泻。

3.精神因素

精神紧张致胃肠道功能紊乱，也可引起腹泻。

二、发病机制

导致腹泻的机制有以下几种。

第一，渗透性腹泻：因肠腔内存在大量不能吸收的具有渗透活性的物质而引起的腹泻。

第二，分泌性腹泻：肠腔内电解质分泌过多而引起的腹泻。

第三，渗出性腹泻：炎症所致的液体大量渗出而引起的腹泻。

第四，动力性腹泻：肠道运动功能异常而引起的腹泻。

临床上不少腹泻并非由某种单一机制引起，而是在多种机制共同作用下发生的。

（一）非感染性腹泻

由于饮食量和质不恰当，食物消化、吸收不良，积滞于小肠上部，致酸度减低，肠道下部细菌上窜并繁殖（内源性感染），使消化功能更加紊乱。在肠内可产生小分子短链有机酸，使肠腔内渗透压增高，加之食物分解后腐败性毒性产物刺激肠道，使肠蠕动增加，而致腹泻。

（二）感染性腹泻

1.细菌肠毒素作用

有些肠道致病菌分泌肠毒素，细菌不侵入肠黏膜组织，仅接触肠道表面，一般不造成肠黏膜组织学损伤。肠毒素抑制小肠绒毛上皮细胞吸收 Na^+、Cl^- 及水，促进肠腺分泌 Cl^-，使肠液中 Na^+、Cl^-、水分增加，超过结肠的吸收限度而导致腹泻，排大量无脓血的水样便，并可导致脱水、电解质紊乱。

2.细菌侵袭肠黏膜作用

有些细菌可侵入肠黏膜组织，造成广泛的炎症反应，如充血、水肿、炎症细胞浸润、溃疡、渗出。粪便初为水样，后以血便或黏冻状大便为主。粪便常规检查与菌痢同。可有高热、腹痛、呕吐、里急后重等症状。

3. 病毒性肠炎

轮状病毒颗粒侵入小肠绒毛的上皮细胞，小肠绒毛肿胀缩短、脱落，绒毛细胞毁坏后其修复功能不全，使水、电解质吸收减少，而导致腹泻。肠腔内的碳水化合物分解吸收障碍，又被肠道内细菌分解，产生有机酸，增加肠内渗透压，使水分进入肠腔而加重腹泻。轮状病毒感染仅有肠绒毛破坏，故粪便镜检阴性或仅有少量白细胞。

三、临床表现

（一）各类腹泻的临床表现

1. 轻型腹泻

轻型腹泻多为饮食因素或肠道外感染引起。每天大便多在 10 次以下，呈黄色或黄绿色，稀糊状或蛋花汤样，有酸臭味，可有少量黏液及未消化的奶瓣。粪便镜检可见大量脂肪球。无中毒症状，精神尚好，无明显脱水、电解质紊乱。多在数日内痊愈。

2. 重型腹泻

重型腹泻多由肠道内感染所致。有以下 3 组症状。

（1）严重的胃肠道症状：腹泻频繁，每日大便 10 次以上，多者可达数十次。大便水样或蛋花汤样，有黏液，量多，倾泻而出。粪便镜检有少量白细胞。伴有呕吐，甚至吐出咖啡渣样物。

（2）全身中毒症状：发热，食欲低下，烦躁不安，精神萎靡，嗜睡，甚至昏迷、惊厥。

（3）水、电解质、酸碱平衡紊乱症状。

①脱水：由于吐泻丧失体液和摄入量减少所致。由于体液丢失量的不同及水与电解质丢失的比例不同，可造成不同程度、不同性质的脱水。

②代谢性酸中毒：重型腹泻都有代谢性酸中毒，脱水越重酸中毒也越重，原因如下。a.腹泻时，大量碱性物质如 Na^+、K^+ 随大便丢失；b.进食少和肠吸收不良，使脂肪分解增加，产生大量中间代谢产物——酮体；c.失水时血液变稠，血流缓慢，组织缺氧引起乳酸堆积和肾血流量不足，排酸保碱功能低下。

③低钾血症：胃肠道分泌液中含钾较多，呕吐和腹泻可致大量失钾；腹泻时进食少，钾的入量不足；肾保钾的功能比保留钠差，在缺钾时，尿中仍有一定量的钾排出。由于以上原因，腹泻患儿都有不同程度的缺钾，尤其是久泻和营养不良者。但在脱水、酸中毒未纠正前，体内钾的总量虽然减少，而血钾多数正常。其主要原因如下。a. 血液浓缩；b. 酸中毒时钾从细胞内向细胞外转移；c. 尿少使钾排出量减少。随着脱水、酸中毒的纠正，血钾被稀释，输入的葡萄糖合成糖原使钾从细胞外向细胞内转移；同时由于利尿后钾排出增加，腹泻不止时从大便继续失钾，因此血钾继续降低。

④低钙和低镁血症：进食少，吸收不良，由大便丢失钙、镁，使体内钙、镁减少，但一般为轻度缺乏。久泻或有活动性佝偻病者血钙低。但在脱水时，由于血液浓缩，体内钙总量虽低，而血钙浓度不低；酸中毒可使钙离子增加，故可不出现低钙症状。脱水和酸中毒被纠正后，血液稀释，离子钙减少，可出现手足搐搦和惊厥。极少数久泻和营养不良者，偶见低镁症状，故当输液后出现震颤、手足搐搦或惊厥，用钙治疗无效时，应想到可能有低镁血症。

3. 迁延性和慢性腹泻

病程连续超过 2 周者称迁延性腹泻，超过 2 个月者称慢性腹泻。多与营养不良和急性期未彻底治疗有关，以人工喂养儿多见。凡迁延性腹泻，应注意检查大便中有无真菌孢子和菌丝及梨形鞭毛虫。应仔细查找引起病程迁延和转为慢性的原因。

（二）不同病因所致肠炎的临床特点

1. 轮状病毒肠炎

轮状病毒肠炎又称秋季腹泻。多发生在秋冬季节。多见于 6 个月至 2 岁小儿，起病急，常伴发热和上呼吸道感染症状，多先有呕吐，每日大便 10 次以上甚至数十次，量多，水样或蛋花汤样，黄色或黄绿色，无腥臭味，常出现水及电解质紊乱。近年报道，轮状病毒感染亦可侵犯多个脏器，偶可产生神经系统症状，如惊厥等。50% 左右患儿血清心肌酶谱异常，提示心肌受累。本病为自限性疾病，病程多为 3 ~ 8 天。粪便镜检偶见少量白细胞。血清抗体一般在感染后 3 周上升。

2.三种类型大肠埃希菌肠炎

（1）致病性大肠埃希菌肠炎：以 5 ～ 8 月份多见。年龄多＜ 1 岁，起病较缓，大便每日 5 ～ 10 次，黄绿色蛋花汤样，量中等，有霉臭味和较多黏液。镜检有少量白细胞。常有呕吐，多无发热和全身症状。重者可有脱水、酸中毒及电解质紊乱。病程 1 ～ 2 周。

（2）产毒性大肠埃希菌肠炎：起病较急。重者腹泻频繁，大便量多，呈蛋花汤样或水样，有黏液，镜检偶见白细胞。可发生脱水、电解质紊乱、酸中毒，也有轻症者。一般病程为 5 ～ 10 天。

（3）侵袭性大肠埃希菌肠炎：起病急，高热，腹泻频繁，大便黏冻状，含脓血。常有恶心、呕吐、腹痛，可伴里急后重。全身中毒症状严重，甚至休克。临床症状与粪常规化验不能与菌痢区别，需做粪细菌培养加以鉴别。

3.鼠伤寒沙门菌小肠结肠炎

鼠伤寒沙门菌小肠结肠炎是小儿沙门菌感染中最常见者。全年均有发生，以 6 ～ 9 月份发病率最高。年龄多为 2 岁以下，＜ 1 岁者占 1/2 ～ 1/3。很多家禽、家畜、鼠、鸟、冷血动物是自然宿主。蝇、蚤可带菌传播。经口感染。起病较急，主要症状为腹泻，有发热、厌食、呕吐、腹痛等。大便一般每日 6 ～ 10 次，重者每日可达 30 次以上。大便初为黄绿色稀水便或黏液便，病程迁延时呈深绿色黏液脓便或脓血便。大便镜检有多量白细胞及红细胞。轻症排出数次不成形大便后即痊愈。腹泻频繁者迅速出现严重中毒症状、明显脱水及酸中毒，甚至发生休克和 DIC。少数重者呈伤寒败血症症状，并出现化脓灶。一般病程为 2 ～ 4 周。

4.金黄色葡萄球菌肠炎

多因长期应用广谱抗生素引起肠道菌群失调，使耐药的金黄色葡萄菌在肠道大量繁殖，侵袭肠壁而致病。腹泻为主要症状，轻症日泻数次，停药后即逐渐恢复。重症腹泻频繁，大便有腥臭味，水样，黄或暗绿似海水色，黏液较多，有假膜出现，少数有血便，伴有腹痛和中毒症状，如发热、恶心、呕吐、乏力、谵妄，甚至休克。粪镜检有大脓细胞和成簇的革兰阳性球菌。大便培养有金黄色葡萄球菌生长，凝固酶阳性。

5.真菌性肠炎

多见于 2 岁以下，常为白念珠菌所致。主要症状为腹泻，大便稀黄，有发酵气味，泡沫较多，含黏液，有时可见豆腐渣样细菌块（菌落），偶见血便。粪便镜检可见真菌孢子和假菌丝，真菌培养阳性，常伴鹅口疮。

四、实验室检查

（一）轮状病毒检测

1.电镜检查

采集急性期（起病 3 天以内）粪便的滤液或离心上清液染色后电镜检查，可查见该病毒。

2.抗体检查

（1）补体结合反应：以轮状病毒阳性大便做抗原，做补体结合试验，阳性率较高。

（2）酶联免疫吸附试验（ELISA）：能检出血清中 IgM 抗体。较补体结合法更敏感。

（二）细菌培养

可从粪便中培养出致病菌。

（三）真菌检测

（1）涂片检查：从粪便中找真菌，发现念珠菌孢子及假菌丝则对诊断有帮助。

（2）可做培养和病理组织检查。

（3）免疫学检查。

五、诊断和鉴别诊断

根据发病季节、病史（包括喂养史和流行病学资料）、临床表现和大便性状可以做出临床诊断。必须判定有无脱水（程度和性质）、电解质紊乱和酸碱失衡。积极寻找病因。需要和以下疾病鉴别。

（一）生理性腹泻

生理性腹泻多见于 6 个月以下婴儿，外观虚胖，常有湿疹。出生后不久即腹泻，但除大便次数增多外，无其他症状，食欲好，生长发育正常，到添加辅食后便逐渐转为正常。

（二）细菌性痢疾

细菌性痢疾常有接触史，发热、腹痛、脓血便、里急后重等症状及粪培养可资鉴别。

（三）坏死性肠炎

坏死性肠炎的中毒症状严重，腹痛、腹胀、频繁呕吐、高热。大便初为稀水黏液状或蛋花汤样，后为血便或"赤豆汤样"便，有腥臭味，隐血强阳性，重症常有休克。腹部 X 线检查有助于诊断。

六、治疗

治疗原则：调整饮食，预防和纠正脱水，合理用药，加强护理，防治并发症。

（一）饮食疗法

应强调继续饮食，满足生理需要。轻型腹泻停止喂不易消化的食物和脂肪类食物。吐泻严重者应暂时禁食，一般不禁水。禁食时间一般不超过 4～6 小时。母乳喂养者继续哺乳，暂停辅食。人工喂养者可先给米汤、稀释牛奶、脱脂奶等。

（二）护理

勤换尿布，冲洗臀部，预防上行性泌尿道感染和红臀。感染性腹泻注意消毒隔离。

（三）控制感染

病毒性肠炎不用抗生素，以饮食疗法和支持疗法为主。非侵袭性细菌所致急性肠炎除对新生儿、婴儿、衰弱儿和重症者使用抗生素外，一般也不用抗生素。侵袭性细菌所致肠炎一般需用抗生素治疗。

水样便腹泻患儿多为病毒及非侵袭性细菌所致，一般不用抗生素，应合理使用液体疗法，选用微生态制剂和黏膜保护药。如伴有明显中毒症状不能用脱水解释者，尤其是对重症患儿、新生儿、小婴儿和衰弱患儿（免疫功能低下）应选用抗生素治疗。

黏液、脓血便患者多为侵袭性细菌感染，应根据临床特点，针对病原经验性选用抗菌药物，再根据大便细菌培养和药敏试验结果进行调整。针对大肠埃希菌、空肠弯曲菌、耶尔森菌、鼠伤寒沙门菌所致感染选用庆大霉素、卡那霉素、氨苄西林、红霉素、氯霉素、头孢菌素、诺氟沙星、环丙沙星、呋喃唑酮、复方磺胺甲𫫇唑等。均可有疗效，但有些药如诺氟沙星、环丙沙星等喹诺酮类抗生素小儿一般禁用，卡那霉素、庆大霉素等氨基糖苷类抗生素又可致使耳聋或肾损害，故6岁以下小儿禁用。金黄色葡萄球菌肠炎、假膜性肠炎、真菌性肠炎应立即停用原使用的抗生素，根据症状可选用万古霉素、新霉素、利福平、甲硝唑或抗真菌药物治疗。

（四）液体疗法

1. 口服补液

世界卫生组织推荐的口服补液盐（ORS）可用于腹泻时预防脱水，以及纠正轻、中度患儿的脱水。新生儿和频繁呕吐、腹胀、休克、心肾功能不全等患儿不宜口服补液。补液步骤除无扩容阶段外，与静脉补液基本相同。

（1）补充累积损失：轻度脱水约为50mL/kg，中度脱水为80～100mL/kg，在8～12小时内服完。

（2）维持补液阶段：脱水纠正后将ORS溶液加等量水稀释后使用。口服液量和速度根据大便量适当增减。

2. 静脉补液

中度以上脱水或吐泻严重或腹胀者需静脉补液。

（1）第一天（24小时）补液。

①输液总量：包括补充累积损失量、继续损失量及生理需要量。按脱水程度定累积损失量，按腹泻轻重定继续损失量，将3项加在一起概括为以下总量，可适用于大多数病例，轻度脱水为90～120mL/kg，中度脱水为120～150mg/kg，重度脱水为150～180mL/kg。

②溶液种类：按脱水性质而定。补充累积损失量等渗性脱水用1/2～2/3张含钠液，低渗性脱水用2/3张含钠液，高渗性脱水用1/3张含钠液，补充继续损

失用 1/2 ～ 1/3 张含钠液，补充生理需要量用 1/4 ～ 1/5 张含钠液。根据临床表现判断脱水性质有困难时，可先按等渗性脱水处理。

③补液步骤及速度：主要取决于脱水程度和继续损失的量及速度。

扩容阶段：重度脱水有明显周围循环障碍者首先用 2 ： 1 等张含钠液（2 份生理盐水 +1 份 1.4% NaHCO$_3$ 液）20mg/kg（总量不超过 300mL），于 30 ～ 60 分钟内静脉注射或快速静脉滴注，以迅速增加血容量，改善循环功能和肾功能。

以补充累积损失量为主的阶段：在扩容后根据脱水性质选用不同溶液（扣除扩容液量）继续静脉补液。中度脱水无明显周围循环障碍者不需扩容，可直接从本阶段开始。本阶段（8 ～ 12 小时）滴速宜稍快，一般为每小时 8 ～ 10mL/kg。

维持补液阶段：经上述治疗，脱水基本纠正后尚需补充继续损失量和生理需要量。输液速度稍放慢，将余量于 12 ～ 16 小时内滴完，一般每小时约 5mL/kg。

各例病情不同，进水量不等，尤其是大便量难以准确估算，故需在补液过程中密切观察治疗后的反应，随时调整液体的成分、量和滴速。

④纠正酸中毒：轻、中度酸中毒一般无须另行纠正，因在输入的溶液中已有一部分碱性液，而且经过输液后循环和肾功能改善，酸中毒随即纠正。对重度酸中毒可另加碳酸氢钠等碱性液进行纠正。

⑤钾的补充：一般患儿按 3 ～ 4mmol/（kg·d）[约相当于氯化钾 200 ～ 300mg/（kg·d）]，缺钾症状明显者可增至 4 ～ 6mmol/（kg·d）[约相当于氯化钾 300 ～ 450mg/（kg·d）]。必须在肾功能恢复较好（有尿）后开始补钾。含钾液体绝对不能静脉推注。若患儿已进食，食量达正常一半时，一般不会缺钾。

⑥钙和镁的补充：一般患儿无须常规服用钙剂。对有营养不良或佝偻病者应早给钙。在输液过程中如出现抽搐，可给 10% 葡萄糖酸钙 5 ～ 10mL 静脉缓注，必要时重复使用。若抽搐患儿用钙剂无效，应考虑低血镁的可能，可测血清镁，用 25% 硫酸镁每次 0.1mL/kg，深部肌内注射，每 6 小时 1 次，每日 3 ～ 4 次，症状缓解后停用。

（2）第二天以后（24 小时后）的补液：经过 24 小时左右的补液后，脱水、酸中毒、电解质紊乱已基本纠正。以后的补液主要是补充生理需要量和继续损失量，防止发生新的累积损失，继续补钾，供给热量。一般生理需要量按 60 ～ 80mL/（kg·d），用 1/5 张含钠液补充。继续损失量原则上丢多少补多少，如大便量一般，可在 30mL/（kg·d）以下，用 1/2 ～ 1/3 张含钠液补充。生理需要量和继续损失量可加在一起于 12 ~ 24 小时内匀速静脉滴注。无呕吐者可改为口服补液。

（五）对症治疗

1. 腹泻

对一般腹泻患儿不宜用止泻药，应着重病因治疗和液体疗法。仅在经过治疗后一般状态好转、中毒症状消失而腹泻仍频者，可用鞣酸蛋白、次碳酸铋、氢氧化铝等收敛药。微生态疗法有助于肠道正常菌群的生态平衡，有利于控制腹泻。常用制剂有双歧杆菌、嗜酸乳酸杆菌和粪链球菌制剂。肠黏膜保护药如蒙脱石粉能吸附病原体和毒素，维持肠细胞的吸收和分泌功能，增强肠道屏障功能，阻止病原微生物的攻击。

2. 腹胀

多为肠道细菌分解糖产气而引起，可肌内注射新斯的明，肛管排气。晚期腹胀多因缺钾，宜及早补钾预防。若因中毒性肠麻痹所致腹胀除治疗原发病外可用酚妥拉明。

3. 呕吐

多为酸中毒或全身中毒症状，随着病情好转可逐渐恢复。必要时可肌内注射氯丙嗪。

（六）迁延性和慢性腹泻的治疗

迁延性腹泻常伴有营养不良等症，应仔细寻找引起病程迁延的原因，针对病因治疗。

（1）对于肠道内细菌感染，应根据粪便细菌培养和药敏试验选用抗生素，切忌滥用，以免引起肠道菌群失调。

（2）调整饮食不宜过快，母乳喂养儿暂停辅食，人工喂养儿可喂酸乳或脱脂乳，口服助消化药如胃蛋白酶、胰酶等。应用微生态调节药和肠黏膜保护药。或辅以静脉营养，补充各种维生素。

（3）有双糖酶缺乏时，暂停乳类，改喂豆浆或发酵奶加葡萄糖。

（4）中医辨证论治，并可配合中药、推拿、捏脊、针灸等。

第六节　呕　吐

呕吐是小儿常见症状之一，虽可单独发生，但常随原发病而伴有其他症状及体征。引起呕吐的病因很多，故对呕吐患儿应仔细分析病史，尤其需注意呕吐与饮食的关系、起病的急缓、发病年龄，以及伴随的症状与体征。必要时，应进行X线等进一步检查，以明确诊断。

一、病因

（一）新生儿期

1. 生理性

早期贲门发育不成熟、空气咽下症、新生儿假性肠梗阻、溢乳等。

2. 病理性

器质性疾病引起，如消化道梗阻（食管闭锁、肠狭窄、肠梗阻、肠旋转不良、胎粪性肠梗阻）、感染（败血症、脑膜炎等）、中枢神经系统疾病（硬膜下血肿、颅内出血、脑水肿）、胆红素脑病等，或代谢性疾病（苯丙酮尿症、肾上腺-性腺综合征、乳糖不耐受综合征、高氨血症）、肾病（肾积水、尿路畸形）、贲门食管弛缓症、特发性胃穿孔等。

（二）婴儿期

1. 生理性

见于溢乳、空气咽下症等。

2. 病理性

见于先天性肥厚性幽门狭窄、肠套叠、感染（尤其是尿路感染及胃肠道感染）、裂孔疝、贲门食管弛缓症、代谢性疾病（高氨血症、肾上腺性腺综合征）、

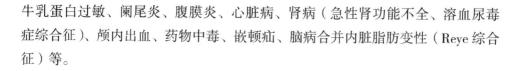

牛乳蛋白过敏、阑尾炎、腹膜炎、心脏病、肾病（急性肾功能不全、溶血尿毒症综合征）、颅内出血、药物中毒、嵌顿疝、脑病合并内脏脂肪变性（Reye 综合征）等。

（三）幼儿、学龄前期和学龄期儿童

（1）生理性或心理性周期性呕吐、神经精神性呕吐等。

（2）病理性感染性疾病（扁桃体炎、中耳炎、脑膜炎、脑炎、胃肠道感染、阑尾炎、肠系膜淋巴结炎）、肠梗阻、肠道寄生虫病、脑肿瘤、硬脑膜下血肿、糖尿病酮症酸中毒、肾功能不全、自主神经发作性呕吐（腹型癫痫、周期性呕吐）、十二指肠溃疡；药物所致呕吐、毒物误服、嵌顿疝、裂孔疝、代谢异常、屈光不正、脑病合并内脏脂肪变性（Reye 综合征）等。

二、诊断

可从患儿的年龄、呕吐物性状和发病经过（急性或慢性）做初步病因分类。应详细询问呕吐以外的症状，如一般状况；有无发热、意识障碍、惊厥和其他颅内压增高症状；有无腹部饱满、腹部包块；有无腹痛、腹泻、血便等。必要时，应进行直肠、肛门检查，以及胸部、腹部 X 线检查。腹部 X 线检查应包括正位、侧位、卧位和立位，注意有无消化道穿孔或闭锁。必要时，应行钡剂或空气灌肠胃肠道造影检查。

三、处理

伴呕吐的婴幼儿期疾病，不论急性或慢性，常伴有脱水和电解质紊乱，故应输液和纠正电解质紊乱。消化道梗阻性疾病，应力求及早诊断和外科紧急处理。伴呕吐的消化道感染或其他感染，除应及时纠正水、电解质紊乱外，应及早选用有效抗生素。对中枢神经系统感染，呕吐多因颅内压增高所致，故除应用抗生素外，还需使用脱水药，以降低颅内压。对食物中毒、药物中毒等中毒性呕吐，应洗胃并输液，以促进毒物排出和减少毒物吸收。

第七节 惊 厥

惊厥只是一种症状，而不是一个独立的疾病，常见于 5～6 岁或以下的儿童，尤以 6 个月至 2 岁多见。当患儿发生惊厥时，医师首先应该尽快控制惊厥，同时寻找惊厥的发生原因，并防止惊厥再次发生，以免引起窒息，甚至死亡或留下后遗症。

一、病因

（一）新生儿期至婴儿早期（3 个月内）

颅内出血（缺氧、产伤）、缺氧性脑病、低血糖症、低钙血症、胆红素脑病、脑畸形、感染（化脓性脑膜炎，新生儿败血症，巨细胞包涵体病、病毒及弓形虫等感染，新生儿破伤风等）、先天性代谢异常（氨基酸代谢异常、高氨血症、半乳糖血症、苯丙酮尿症、维生素 B_6 缺乏症和依赖症）。

（二）婴幼儿期

热性惊厥、感染（化脓性脑膜炎、病毒性脑炎、中毒性脑病、败血症等）、维生素 D 缺乏性手足搐搦症、婴儿痉挛症、维生素 B_1 缺乏症（脑型脚气病）、维生素 B_6 依赖症、先天性代谢异常。

（三）儿童期

颅内感染、癫痫、颅内肿瘤或脓肿、中毒性脑病、尿毒症、食物或药物中毒、高血压脑病。

二、诊断

（一）详细询问

病史应包括家族史、出生史、惊厥史及可能引起惊厥的因素（如发热、脑疾病、外伤、食物和药物史等）。

（二）注意发病年龄

6个月至2岁最常见的为热性惊厥、中枢神经系统感染、低血钙及大脑疾病的后遗症。2～5岁则应多考虑中枢神经系统疾病。若无特殊原因可查者，应考虑原发性癫痫。

（三）有无发热

发热者常与感染有关，但持续反复惊厥，也可使体温升高。婴幼儿期因上呼吸道感染或扁桃体炎所引起的热性惊厥，往往出现于体温急剧上升时，惊厥时间短暂，一般10分钟左右，为全身性惊厥。在诊断热性惊厥前，首先必须排除其他疾病的可能，切勿轻易肯定。由其他感染（如泌尿道、胃肠道、中枢神经系统等）所引起的发热和惊厥，不属于热性惊厥范畴。

三、处理

惊厥属小儿急症，故应紧急处理。

（一）一般处理

（1）患儿侧卧，防止呕吐物吸入，解开衣领、裤带，减少和避免不必要的刺激，将纱布包裹的压舌板或牙刷柄放在上、下磨牙之间，防止咬伤舌，应有专人守护或放置床挡，防止患儿从病床上跌下。

（2）保持呼吸道通畅，及时吸去咽部分泌物。

（3）惊厥时间较长或反复发作者应及时吸氧。

（4）积极降低体温，可采取物理降温措施，如在颈旁、腋下、腹股沟大血管处放置冰袋。

（二）止痉

1. 止痉药物

可以以 10% 水合氯醛灌肠（每次 40mg/kg）或静脉注射地西泮（安定），0.3 ~ 0.5mg/kg，一次最大量 10mg，稀释或不稀释静脉注射，速度不超过 1 ~ 2mg/min（新生儿 0.2mg/min）。1 ~ 4 小时后可重复，24 小时可用 2 ~ 4 次。连续反复使用可抑制呼吸。

2. 脱水药

惊厥反复不止者，应同时使用呋塞米或甘露醇，以免引起脑水肿而发生脑疝。

3. 针刺

取穴人中、合谷，高热者配曲池、十宣。

第八节　皮　疹

儿科门诊中因皮疹而就诊的患儿很多，但皮疹只是一种症状，需要了解其潜在的疾病（表 4-11）。当患儿发热合并皮疹时，常常考虑传染性疾病。

表 4-11　皮疹特点和常见病因

	病　因	全身症状及其他症状	皮疹特点	发热与皮疹关系
麻疹	麻疹病毒	呼吸道炎症表现，结膜炎口腔黏膜斑，全身中毒表现明显	红色斑丘疹，自头面部—颈—躯干—四肢，疹退后有色素沉着及细小脱屑	发热 3 ~ 4 日出疹，出疹期热更高
风疹	风疹病毒	全身症状轻，耳后、枕部淋巴结肿大并触痛	红色斑丘疹，疹间皮肤正常，自面部—躯干—四肢，疹退后无色素沉着及脱屑	发热后 1/2 ~ 1 日出疹

续表

	病　因	全身症状及其他症状	皮疹特点	发热与皮疹关系
幼儿急疹	人疱疹病毒6型	全身症状轻，耳后、枕部淋巴结可肿大	红色斑丘疹，颈及躯干部多见，1日出齐，次日消退	高热3～5日，热退疹出
肠道病毒疹	埃可病毒	上呼吸道炎症表现，结膜炎或腹泻	散在斑丘疹或斑疹，1～3日消退，不脱屑，有时呈紫癜样或水疱样皮疹	发热时或退热后出现
婴儿湿疹	过敏遗传	一般无全身症状，渗出型：婴儿肥胖。干燥型：婴儿消瘦	红色斑丘疹，主要见于面部渗出型有小水疱、渗液、表面形成红色糜烂面：干燥型潮红、丘疹、脱屑	无发热
水痘	水痘－带状疱疹病毒	发热、全身不适、食欲下降	红色斑丘疹或丘疹、水疱、结痂同时存在，疱疹壁薄，易破，自躯干—头面部—四肢	发热次日出疹
手足口病	肠道病毒71型柯萨奇病毒A组埃可病毒	上呼吸道感染的症状、流涎	淡红色斑丘疹或疱疹，较坚硬，分布在手足远端掌侧、足底侧及口腔，如唇牙侧、舌、口腔黏膜、牙龈等，臀部、股（大腿）部可出现红色斑丘疹	发热同时出疹
猩红热	乙型溶血性链球菌	高热中毒症状重，咽峡炎、杨梅舌，环口苍白圈，扁桃体炎，帕氏线	皮肤弥散充血，上有密集针尖大小丘疹持续3～5日消退，1周后全身大片脱皮	发热1～2日出疹
药物疹	药物过敏	原发病症状	皮疹多样化，斑丘疹、疱疹、猩红热样皮疹、荨麻疹，皮肤痒感，摩擦及受压部位多	发热、服药史

第五章　婴幼儿意外伤害的防护与处理

第一节　皮肤外伤（擦伤、挫伤）

一、皮肤外伤的表现

（一）擦伤

擦伤是由于钝器（略有粗糙）机械力摩擦的作用，造成表皮剥脱、翻卷为主要表现的损伤。可表现为抓痕、擦痕、撞痕、压痕、压擦痕等，可伴有红肿、疼痛、局部出血。

（二）挫伤

挫伤系指人体运动系统皮肤以下骨骼之外的肌肉、韧带、筋膜、肌腱、滑膜、脂肪、关节囊等组织以及周围神经、血管的不同情况的损伤。这些组织受到外来、内在的不同致伤因素的作用，造成组织破坏和组织生理功能紊乱产生损伤。其表现为以下几方面。

1. 疼痛

与暴力的性质和程度，受伤部位神经的分布及炎症反应的强弱有关。

2. 肿胀

因局部软组织内出血或（和）炎性反应渗出所致。

3. 功能障碍

指引起肢体功能或活动的障碍。

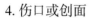

4.伤口或创面

据损伤的暴力性质和程度可以有不同深度的伤口或皮肤擦伤等。

二、处理方法

（一）擦伤的处理

1.清创

由于擦伤表面常常沾有一些泥灰及其他脏物，所以清洗创面是防止伤口感染的关键步骤。可用淡盐水（1000mL凉开水中加食盐9g，浓度约0.9%），没有条件也可用自来水、井水边冲边用干净棉球擦洗，将泥灰等脏物洗去。

2.消毒

有条件者可用碘酊、乙醇棉球消毒伤口周围，沿伤口边缘向外擦拭，注意不要把碘酊、乙醇涂入伤口内，否则会引起强烈的刺激痛。也可用20%桉叶煎剂代替碘酊、乙醇消毒皮肤。

3.上药

可在创面上涂一点汞溴红（红汞），此药有防腐作用且刺激性较小。但要注意不宜与碘酊同用，因两者可生成碘化汞，对皮肤有腐蚀作用；汞过敏者忌用。新鲜伤口不宜涂甲紫（龙胆紫），此药虽杀菌力较强，但有较强的收敛作用，涂后创面易形成硬痂，而痂下组织渗出液存积，反而易引起感染。

4.包扎

用消毒纱布或清洁布块包扎伤口，小伤口也可不包扎，但都要注意保持创面清洁干燥，创面结痂前尽可能不要沾水。

5.感染创面的处理

如果创面发生感染，可用淡盐水先将伤口洗净再涂以碘酊。或将鲜紫花地丁研细，加热消毒后，加等量甘油和2倍水，调成糊状，涂敷患部，每天或隔天换药1次。对皮肤及浅表软组织早期化脓性炎症，敷药数次，即可见效。

6.皮肤擦伤慎用创可贴

许多人擦伤皮肤后，习惯贴一片创可贴了事，但擦伤的伤口不适宜用创可贴，而应该用甲紫消炎，让伤口自然暴露在空气中，以待愈合。这是因为，擦伤皮肤的创面比普通伤口大，再加上普通创可贴的吸水性和透气性不好，不利于创面分泌物及脓液的引流，反而有助于细菌的生长繁殖，容易引起伤口发炎，甚至导致溃疡。

小儿奔跑玩耍时不慎跌倒，而致局部皮肤擦伤，这种擦伤伤口较浅，一般不用去医院，只要在伤口上涂些碘酊即可。如果创面较脏，可用清水冲洗干净。否则，创面口愈合后，脏东西可能留在皮肤里去不掉了。面部擦伤时尤其应注意，以免影响儿童的容貌。擦伤的创面不必包扎，但注意避免沾水及沾上尘土及其他脏物，以防止创面感染。面部的擦伤，须注意如有沙子、煤渣嵌入皮肤时，及时用软刷子刷洗创面，不能让渣屑留于皮肤内，一般不要涂抹甲紫。如果擦伤面较大，在面部创面清洁消毒后，敷上油纱布，再包扎好。

（二）挫伤的处理

1.加压

患者须尽早使用护踝或者弹力绷带，限制肿胀，保护组织继发性损伤。

2.抬高

患者如四肢挫伤，立刻抬高，可高于心脏水平以上，有利于肿胀减轻和防止进一步肿胀。

3.冷敷或冰敷

患者在能忍受的温度下尽可能地增加冷敷的时间，作用是封闭断裂的毛细血管，减少出血、水肿，有一定止痛作用，但冰敷只在受伤后的前24小时内进行就可以了。

4.热敷

患者须在受伤24小时后或稍晚开始热敷，温度控制在 $50 \sim 60℃$，每次30分钟，每天2次以上，可坚持数天、数周直至疼痛症状完全消失，作用是利于肿胀消退、改善局部循环、利于软组织愈合。热毛巾、热水袋、热水足浴、红外理疗机等都是不错的选择。

5.早期制动、休息

患者伤后的前几天，需要充分的休息，过早的、不合理的活动会增加康复所需的时间。

6.功能练习

患者根据组织的肿胀情况、恢复进展做合理的运动，有利于尽早地恢复大部分功能。普通挫伤，2～3天就可以在医师的指导下进行康复练习。经过精心处理和治疗的挫伤，大部分都会恢复满意的功能。

三、防护措施

第一，使用防滑垫或防滑地板。

第二，桌角柔软防护包边。

第三，教育婴幼儿懂得安全要点，明白什么是危险并说明防范措施。

第四，教育幼儿在游戏中勿推挤、拉扯、互丢东西。

第二节　扭　伤

一、扭伤的表现

扭伤是闭合性软组织损伤之一。多在外力作用下，使关节发生超常范围的活动，造成关节内外侧副韧带损伤。关节出现疼痛、肿胀、皮下淤血、关节功能障碍等症状，其程度随损伤程度而加重。轻者发生韧带部分纤维断裂，重者则韧带纤维完全断裂，并引起关节脱位或半脱位，同时合并关节内滑膜和软骨损伤。在幼儿运动中较为常见，多发于腰、踝、膝、肩、腕、肘、髋等部位。

二、处理方法

扭伤发生48小时内使用冰袋冰敷，之后冷热交替。在仍然疼痛的时候尽量避免使用扭伤的肌肉。当疼痛减缓后，开始缓慢地做一些适度的恢复性运动。

（一）急性期

首先要区分伤势轻重。一般来讲，如果自己活动时扭伤部位虽然疼痛，但并不剧烈，大多是软组织损伤，可以自己医治。如果自己活动时有剧痛，不能站立和挪步，疼在骨上，扭伤时有声响，伤后迅速肿胀等，是骨折的表现，应马上到医院诊治。踝扭伤后 48 小时内，应用冰敷抬高压迫予以紧急处理。病患可先用弹性绷带或充气式固定器加以压迫防止进一步肿胀，同时将下肢抬高增加静脉血回流以防肿胀。此时更是冰敷的最佳时机，将冰块包上毛巾就是最简单的冰敷用具。冰敷目的在于防止内出血持续。热敷和冷敷都是物理疗法，作用却截然不同，要正确使用热敷和冷敷。血遇热而活，遇寒则凝，所以在受伤早期宜冷敷，以减少局部血肿；在出血停止以后再热敷，可加速消散伤处周围的淤血。一般而言，受伤 24 ～ 48 小时后开始热敷。

（二）亚急性期

此期可开始接受物理治疗，主要为超音波与经皮电刺激治疗。居家患者患部可泡热水，不痛范围在热水中轻轻活动 5 分钟，随后泡冷水静止 1 分钟，如此反复冷热交替，结束时也是泡热水。平时走路最好穿上护踝。还可以进行一些药物治疗。伤处可贴膏药，在敷药前可按摩伤处，用双手拇指轻轻揉动，揉动方向是从下至上，这样既能止痛又能消肿。

（三）慢性期

可开始小步慢跑，或者活动扭伤部位。最好穿护踝再跑，即使治疗得当，最好也要等 6 周再渐渐恢复原来的运动量。在此之前锻炼小腿足外翻肌肉，是确保不再扭到的关键。

三、防护措施

从医学的角度考虑，主动预防运动损伤与损伤后及时、正确地处理是非常重要的。那么，如何有效预防呢？主要有以下几个方面。

（一）幼儿运动前准备活动要充分

在实际工作中，不少运动损伤是由于准备活动不足造成的。因此，在训练前做好准备活动十分必要。

（二）注意间隔放松

在训练中，每组练习之后为了更快地消除肌肉疲劳，防止由于局部负担过重而出现的运动伤，组与组之间的间隔放松非常重要。

（三）防止局部负担过重

运动量过分集中，会造成机体局部负担过重而引起运动伤。

第三节　烫　伤

一、烫伤的表现

烫伤是由无火焰的高温液体（沸水、热油、钢水）、高温固体（烧热的金属等）或高温蒸气等所致的组织损伤。常见低热烫伤，低热烫伤又可称为低温烫伤，是因为皮肤长时间接触高于体温的低热物体而造成的烫伤。接触70℃的温度持续1分钟，皮肤可能就会被烫伤；而当皮肤接触近60℃的温度持续5分钟以上时，也有可能造成烫伤，这种烫伤就称为低温烫伤。

由于低热烫伤常发生在人体下肢。在一般情况下，皮肤与低温热源短时间接触，仅造成真皮浅层的水疱型烫伤，但如果低温热源持续作用，就会逐渐发展为真皮深层及皮下各层组织烫伤。低温烫伤和高温引起的烫伤不同，创面疼痛感不十分明显，仅在皮肤上出现红肿、水疱、脱皮或者发白的现象，面积也不大，烫伤皮肤表面看上去烫伤不太严重，但创面深，严重者甚至会造成深部组织坏死，如果处理不当，严重时会发生溃烂，长时间都无法愈合。烫伤的严重程度主要根据烫伤的部位、面积大小和烫伤的深浅度来判断。烫伤在头面部，或虽不在头面部，但烫伤面积大、深度深的，都属于严重者。

烫伤的程度，一般分为3度。

（一）一度伤

烫伤只损伤皮肤表层，局部轻度红肿、无水疱、疼痛明显。

（二）二度伤

烫伤是真皮损伤，局部红肿疼痛，有大小不等的水疱。

（三）三度伤

烫伤是皮下，脂肪、肌肉、骨骼都有损伤，并呈灰或红褐色。

二、处理方法

（一）处理原则

刚被烧伤、烫伤时，可以对伤处进行降温处理，防止余热对肌肤深层组织造成伤害，同时可以缓解痛感。

（二）操作方法

先用凉水把伤处冲洗干净，然后把伤处放入凉水浸泡30分钟，能够快速吸收烧、烫伤处的余热。一般来说，浸泡时间越早，水温越低（不能低于5℃，以免冻伤），效果越好。但伤处已经起疱并破了的，不可浸泡，以防感染。

（三）注意事项

如烫伤严重，不能用生冷水冲洗或者浸泡伤口，否则会引起肌肤溃烂，加重伤势，大大增加留瘢痕的概率。严重烫伤者，在转送途中可能会出现休克或呼吸、心搏停止，应立即进行人工呼吸或胸外心脏按压。伤员烦渴时，可给少量的热茶水或淡盐水服用，绝不可以在短时间内饮服大量的开水，而导致伤员出现脑水肿。

一旦发生低温烫伤，先用凉毛巾或凉水冲一下烫伤处，以达到降温的目的，要及时就医，切忌用酱油或是牙膏涂抹烫伤处，容易引起烫伤处感染。因为低温烫伤会伤及肌肤的深部，治疗的时间也会加长，治疗上也比较麻烦。

（四）手术治疗

创面深且严重的低温烫伤，通过局部换药的方法很难治愈，须采用手术方法把坏死组织切除，依烫伤的程度而异，必要时接受外科治疗。

三、防护措施

第一，冬季使用热水袋保暖时，热水袋外边用毛巾包裹，手摸上去不烫为宜。注意热水袋的盖一定要拧紧，经检查无误才能放置于包被内，定时更换温水，既保暖又不会造成烫伤。

第二，洗澡时，应先放冷水后再兑热水，水温不高于40℃。热水器温度应调到50℃以下，因为水温在65～70℃时，2秒内就可能使幼儿严重烫伤。

第三，暖气和火炉的周围一定要设围栏，以防婴幼儿烫伤。

第四，不要让婴幼儿轻易进入厨房。

第五，将可能造成烫伤的危险品移开或加上防护措施。如热水瓶、熨斗等电器用具要放在孩子够不到的地方。桌上不要摆放桌布，防止弄倒桌上的饭碗、暖瓶而烫伤。

第六，家庭成员要定期进行急救知识培训，并检查落实情况。时常提醒孩子自我防烫伤。

第四节 虫咬、蜇伤

一、虫咬、蜇伤的表现

单个昆虫（蜈蚣、山蚁、蜜蜂等）蜇伤很少引起全身症状，仅有轻微局部症状，无须特殊处理。若为蜂群或黄蜂蜇伤，则可能引起全身中毒反应。在此重点讲解蜂蜇伤。

蜂毒内含有蚁酸、神经毒素、磷脂酶A、透明质酸等过敏原。蜂尾部末端有1对毒囊和1根毒刺，毒刺刺入皮肤时即将蜂毒注入伤者体内。若为蜜蜂蜇伤，其毒刺留于刺伤处，黄蜂蜇伤人后其毒刺可收回，继续蜇人。蜂毒进入人体后，可与体内的免疫球蛋白结合，产生一系列反应，从而引起血管扩张，血管通透性增加，血浆外渗，血压下降。

轻度蜂蜇伤后仅表现为蜇伤局部红肿、疼痛、瘙痒，少数有水疱或皮肤坏死。一般来说，数小时后症状即可消失、自愈。

蜇伤重者可迅速出现全身中毒症状，有发热、头痛、呕吐、腹痛、腹泻、烦躁不安，以至肌肉痉挛、昏迷，甚至休克、肺水肿及急性肾衰竭，最后可因心脏、呼吸麻痹而死亡。部分对蜂毒过敏的患者，在蜇伤后可立即出现荨麻疹、喉头水肿、支气管哮喘，甚至支气管痉挛，重者可因过敏性休克、窒息而死亡。

二、处理方法

（一）局部处理

伤口残留毒刺的立即拔出或用针挑出，但勿挤压蜇伤处，以免增加毒液的吸收。如为蜜蜂蜇伤，因其毒液为酸性，可用肥皂水、3% 稀氨溶液（氨水）或 5% 碳酸氢钠液涂敷蜇伤局部；黄蜂蜂毒与蜜蜂蜂毒不一样，为弱碱性，所以局部可用食醋或 1% 醋酸擦洗伤处。

（二）止痛

蜇伤局部疼痛剧烈时可在伤口近心端皮下注射盐酸吐根碱 30mg。

（三）休克处理

如因过敏性休克发生心搏呼吸停止的则应进行心肺复苏。

三、防护措施

第一，到野外登山郊游时，避免经过没人走的草径、草丛，这些区域可能是毒蜂筑巢之所。山岩及树枝上也要随时留心观察。有些蜜蜂是栖息在树枝上的。此外，垃圾堆、花圃区也是蜜蜂经常出没的地方，切记。

第二，阴雨天气蜂类多在巢内而不外出，因巢内拥挤容易被激怒而蜇人，所以在山区行走时要特别小心。每年 9 ~ 11 月雨季中登山郊游，须特别注意蜜蜂危害。

第三，登山最好穿戴表面光滑及浅色衣帽，避免深色、毛织品等表面粗糙的衣帽。裤子能够扎到靴子里最好、身体不可有香（异）味。

第四，发现蜂类从身边飞过时，最好站立不动，保持镇静、观察现场环境或让它自行飞去，如果用手拍打，虽然毒蜂可能被赶走，但是后来的人也许就成为受害者。

第五，离开时要用衣服或手肘保护头部、低下身子大步走开，至少走到它们的势力范围之外才算安全。走开时要慢慢地、静静地，特别要注意头发、眼和口部的动作。因为头发的飘动、眼的快速眨动和急速呼吸造成的气流，都会成为蜜蜂攻击的目标。

第五节　婴幼儿意外伤害的预防保健

儿童意外伤害已被国际学术界确认为 21 世纪儿童期的重要健康问题。我国儿童因意外伤害致死占儿童死亡总数的 26.1%，并以每年以 7%～10% 的速度快速增加，意外伤害致伤残人数远远超过死亡人数。对家长及儿童进行预防儿童意外伤害教育已迫在眉睫。

一、婴幼儿意外伤害的原因

（一）社会经济的发展

社会经济的发展使人们生活方式发生改变，家用电器的普及、城市建筑的高层化、交通工具的大幅度增多，都大大增加了儿童意外伤害的发生。

（二）儿童安全知识普及不够，缺乏安全意识

我国现行的教育体制使家长更重视儿童的"知识教育"，错误地认为儿童学习好才是最重要的，其他方面的知识包括安全与意外防范知识学不学都无所谓。这种教育方式直接导致的结果是：儿童普遍存在安全意识与意外防范知识的缺乏，从而使他们容易对生活中可能出现的危险无意识或无法进行有效的规避。

（三）儿童监护人防范意识薄弱

儿童的监护人——家长或老师对儿童安全知识缺乏了解、对儿童安全问题缺少关注，过高地估计了儿童自身对意外伤害的防范能力，错误地认为儿童懂得自我保护，在儿童日常生活与学习过程中未能做到时时留意、刻刻当心，使许多本可以防患于未然的儿童意外伤害发生。

（四）儿童养育方式的影响

现在的儿童绝大部分为独生子女，家长对他们"全方位保护"的养育方式，使这些儿童本该自己完成的活动由家长全部代劳，这样就剥夺了儿童应该通过实践来提高自我保护能力的机会，其结果使儿童对危险缺乏防范能力，发生了许多不该发生的事故。

（五）儿童身体机能的影响

儿童正处于身体功能不断完善的阶段。他们体能发育不全、运动功能较差、体质较弱、对速度反应较慢。这些在身体功能上的缺陷都使儿童在生活中较易出现骨折、车祸、溺水、坠落等意外伤害。

（六）儿童游戏场与玩具增多

经济水平的提高给儿童带来的一个直接收获便是游戏场与玩具的增多。当儿童在游戏场玩耍时，如果没有对游戏设施进行良好的维护、没有事先对儿童进行一定的游戏安全教育，儿童游戏意外的发生率将大大提高。在儿童可以接触到更多玩具的同时，如果家长或老师没有挑选符合国家标准的玩具，没有根据儿童的年龄段挑选合适的玩具，没有在儿童接触玩具之前对玩具的细小零件、附加绳索等小物件进行仔细的检查，儿童也非常容易出现误吞、绕颈等各类意外。

二、婴幼儿意外伤害的预防要点

（一）意外窒息

意外窒息是 1～3 个月婴儿常见的意外事故。如果注意预防，这类事故完全可以避免。①哺乳母亲不要躺着给婴儿喂奶，以免熟睡后乳房压住婴儿的口鼻，引起婴儿窒息。②寒冷季节里，成人不要与婴儿合睡一个被窝，也不要将婴儿搂在成人的怀里睡觉，避免成人熟睡后误将身体和被子等压迫、阻塞婴儿呼吸。③婴儿在睡觉时不要把被子盖过头部，家长在抱婴儿外出时，不要把孩子头部盖得太严，如果要盖孩子头部，宜用透气性好的纱布或丝巾。④不要在婴儿枕头旁边放塑料布或给婴儿使用塑料围嘴来防止婴儿吐奶弄脏床单和衣服，一旦有风就会将塑料布吹到婴儿面部，而婴儿自己是不能取下来的，也会使婴儿窒息。⑤家长不要把婴儿单独留在家中，爱吐奶的婴儿可能会因吐出的奶块呛到气管里而造成窒息。

（二）跌落伤

跌落伤是婴幼儿期常见的意外伤害，包括平地摔倒和从高处坠落，常见的致伤原因主要有坠床、物体绊倒、猛跑摔倒、坠楼等。

1.受伤地点

（1）家中：80%的婴幼儿跌落伤发生在家中。婴幼儿最主要的活动场所在家中，所以发生意外伤害的概率自然会比较高。儿童从楼梯、床、窗、家具及家中其他的物体上跌落的情况时有发生。

（2）户外：主要是跌伤，多发生在公园、娱乐场所、开阔地带。这些地区人员稀少，车辆不多，家长及老师多认为这些地区对儿童来说较为安全，因此放松了对孩子的看管，让其自由奔跑、玩耍，若地面不平或道路上有障碍物，小儿易摔倒或绊倒。

2.年龄阶段

（1）婴儿期的小儿易坠床、坠椅、站立时摔倒，防范的重点是坠落伤。小儿睡床最好选择设有护栏的婴儿床，当小儿睡眠时或独自在床上玩耍时，一定要拉上护栏。不要在无人看管时把婴儿放置在小板凳上、椅子上或高出地面的物体上。婴儿在成人床上睡觉或玩耍时，旁边要有成人保护，当家长离开床时，应安顿好婴幼儿，临时把棉被置于孩子的周围，形成一道阻止小儿跌落的屏障。婴儿睡床周边地上铺垫厚的地毯，一旦小儿坠床后可有一定的缓冲力。

（2）因幼儿期小儿好奇心强、模仿欲高、易动，是发生跌落伤的危险期，防范的重点是摔伤。不要把幼儿单独放在房间内，孩子站立、行走、跑跳时要保持在成人的视线内。室内地上无障碍物，不要随意在地上放置玩具、板凳、脸盆等杂物。室内桌角安装特制的保护装置或用棉布包裹桌角。室内最好设有儿童活动区域，区域内铺上地毯、塑料垫。睡床不要紧靠窗户摆放，桌椅避开楼窗及阳台，以免形成小儿攀登的台阶。正确使用幼儿学步车：选择适合小儿体重的学步车，经常检查学步车的每一个车轮，确保其能360°旋转，学步车要在平整的地面上给孩子学步，特别不要使学步车滑向台阶，孩子在学步车上时，成人一定要在旁边看护。窗户、阳台装有一定高度的护栏或护网；有楼梯的家庭，上层楼梯应安装护栏。大人不要抱幼儿站立在没有护栏的阳台上玩耍。

（三）气管异物

多见于婴幼儿期，特别是<2岁的婴幼儿，恒牙还未萌出，乳牙的咀嚼能力差，无法将口中的食物彻底嚼碎；喜欢将一些小的玩具含于口中；进食时由于某种原因诱发剧烈哭闹或大声说笑，甚至由于跑跳等剧烈活动均可引起会厌打开、气管入口开放，在气流负压吸引的作用下将口中的异物吸入气管内。在婴幼儿进食过程中，突然出现剧烈咳嗽伴脸色发红甚至面色发青、呼吸困难甚至呼吸停止。

①<3岁小儿尽量不要吃坚果类的食物，如花生、瓜子、黄豆、蚕豆等，若非要吃这类食物，应煮烂或研碎后让小儿安静坐下再吃；②教育小儿进食时要细嚼慢咽，不要一边玩一边吃，不要狼吞虎咽；③进食或口含食物时避免哭闹，家长不要在小儿进食时训斥或逗玩；④教育小儿不要将小的玩具等含在口中玩，改掉口含东西的陋习。若病情危重及时拨打120急救电话，迅速将患儿转运到有能力处理本病的医院。

（四）意外中毒

婴幼儿生活环境中接触的工、农业化学药品，医疗药物，有毒的动、植物，家用消毒药、杀虫药、去污剂等都可能使小儿发生中毒。造成婴幼儿中毒最主要的原因是他们喜欢用口和手去探索环境中的各种事物，对有毒物品没有辨别能力，而家长防范意识薄弱，不注意家中有毒物品的保管。①防止小儿家中意外中毒最有效的办法是根本不让其有机会自己接触药品和家用化学品。②药品最好储存在能防止儿童开启的安全包装中，包装盖在用后应立即盖好。即使是采用了儿童安全包装的药品，也应妥善保管。③药品、家用化学产品均要储存在原来的包装容器中，不要另外分装到其他容器。千万不要用饮料瓶、饼干盒、糖果罐存放家用化学产品，如消毒药、清洁药、杀虫药等，以免小儿误服。卫生间清洁剂不可随意放置，必须放在小儿够不到的地方。④取用药品之后，立即收藏到原来专属的地方，不要随意放在外面。⑤使用药品之前，一定详细阅读标识和说明书，弄清楚正确的剂量和服用方法。⑥严格按医嘱服药，不要自行改变给药剂量。⑦给小儿吃药时，不要哄骗小儿是糖果，以免造成小儿概念上的错误，埋下误服中毒的隐患。⑧应注意经皮肤吸收中毒的预防。婴幼儿皮肤较薄，通透性高，体表面积相对较大，药物易经皮肤吸收。因此，婴幼儿使用外用药时，如乙醇、水杨酸、碘制剂等应仅限于病变部位，不应大面积应用于皮肤表面以防吸收中毒。

（五）烧、烫伤

小儿好奇心非常强，对周围的一切事物都想摸一摸、动一动，又多喜欢玩火、玩水。家长在居家生活中如不小心、考虑不周时，容易发生小儿烧、烫伤。①铺了桌布的茶几上不要放热水杯，以免小儿拉拽桌布时打翻热水杯被烫伤；②保温水瓶、热水杯要放到厨房内小儿摸不到的地方；③给小儿洗澡或用洗澡盆洗衣服时，水盆内要先放凉水再放热水；④装有热粥（汤）的锅不要放在地面上，以免小儿坐入其中或碰翻被烫伤；⑤家长不要在床上为小婴儿热奶；⑥为小儿保温时，热水袋不要直接接触小儿皮肤，可用毛巾将热水袋包好后放在小儿身边，并且要经常变换热水袋的位置，以免烫伤。

（六）交通事故

机动车多、人多、道路拥堵和违规驾驶致使交通事故频发。每10人死于交通事故者中，至少有1人是儿童，交通意外伤害是儿童意外伤害的"第一杀手"。①使用儿童安全座椅。体重≤18kg或3岁左右的儿童，只有乘坐后向式座椅才是唯一真正安全的方案；而稍大一点的、身高在1.4m以上的儿童则应该坐在配备着整合式安全带和加固型坐垫的儿童专用座椅里。②将小儿抱在怀里并不安全。不要让儿童坐在副驾驶的位置上。没有安装儿童安全座椅或乘坐出租车时，抱婴幼儿的家长要坐在车的后排，并用安全带把自己和婴儿的身体固定住。抱婴儿的家长最好始终用身体护着婴儿的头部。③坐公共汽车或敞篷汽车时，家长要抱紧小儿，以防跌出车外。要教育儿童，无论是坐公共汽车还是其他车辆，都应坐稳，不可在车厢内跑来跑去；汽车行驶时，不要将头、手臂伸出窗外。④幼儿过马路时应有家长带领，要教育儿童不要在汽车、拖拉机、摩托车上乱摸乱动，也不要在汽车、拖拉机下面或旁边玩耍。

（七）触电

原因多为用手触摸电器、将手或金属器具插入电源插座孔里、手抓电线的断端等。家长的监管是关键。在家中，家长要经常检查电器运行情况，杜绝漏电；电热器（电饭锅、电水壶、电磁炉等）、充电手机等要放在远离儿童能触摸到的地方，避免接触；电源开关尤其是插座不要让儿童触摸，并选用安全电插座；家电的电源线不要乱接乱拉；选购电动玩具时，要注意辨明生产厂家，特别注意玩具的设计和安全性。婴幼儿在户外活动时，家长更要注意看管，远离变压器材及对人有危险的带电设施，尤其要注意发现活动场所周围裸露的电线。

参 考 文 献

[1] 石一夏. 实用老年妇科学 [M]. 北京：人民卫生出版社, 2017.

[2] 韩璐, 曲学玲. 女性盆底疾病 [M]. 沈阳：辽宁科学技术出版社, 2020.

[3] 田秦杰, 葛秦生. 实用女性生殖内分泌学 [M]. 北京：人民卫生出版社, 2018.

[4] 朱启星, 杨永坚. 预防保健学 [M]. 合肥：安徽大学出版社, 2016.

[5] 王惠. 临床妇产与儿科疾病诊治 [M]. 西安：西安交通大学出版社, 2016.

[6] 朱晓芬. 妇产科疾病临床诊断与治疗 [M]. 上海：上海交通大学出版社, 2018.

[7] 郑惠. 妇幼保健学 [M]. 北京：科学出版社, 2015.

[8] 欧萍, 刘光华. 婴幼儿保健 [M]. 上海：上海科技教育出版社, 2017.

[9] 陈荣华, 赵正言, 刘湘云. 儿童保健学 [M]. 南京：江苏科学技术出版社, 2017.

[10] 郭丽娜. 妇产疾病诊断病理学 [M]. 北京：人民卫生出版社, 2014.

[11] 赵淑萍, 黄煜, 等. 中西医结合妇产科学 [M]. 北京：科学技术文献出版社, 2018.

[12] 叶芬, 徐元屏. 妇产科学 [M]. 重庆：重庆大学出版社, 2016.

[13] 仝玉丽. 临床妇产科教程 [M]. 天津：天津科学技术出版社, 2018.

[14] 徐丽. 妇产科疾病诊断与临床治疗 [M]. 西安：西安交通大学出版社, 2017.

[15] 郎景和. 妇产科学新进展 [M]. 北京：中华医学电子音像出版社, 2017.

[16] 王泽华, 丁依玲. 妇产科学 [M]. 北京：中国医药科技出版社, 2018.

[17] 史金玲. 精编妇产科学 [M]. 西安：西安交通大学出版社, 2018.

[18] 马继敏. 临床妇产科学 [M]. 天津：天津科学技术出版社, 2018.

[19] 刘晓星. 新编妇产科学 [M]. 上海：上海交通大学出版社, 2018.

[20] 孙琳. 妇产科疾病诊疗难点与对策 [M]. 北京：科学技术文献出版社, 2018.